栄養学・食品学を学ぶヒトのための

食品化学実験
〔第二版〕

編　著

片岡榮子　　古庄　律　　安原　義

共　著

飯島健志　　　古旗賢二

桑守正範　　　渡辺達夫

地人書館

編集にあたって

　食品には多くの成分が含まれており，食品を消化・吸収することによりヒトは生命活動を維持し，日々の活動エネルギーを得ている．この食品に含まれている成分を栄養学では体系化し，タンパク質，脂質，炭水化物，ビタミン，無機質を5大栄養素とよんでいる．食品中の栄養素は，その食品の原料や種類および組成によって含まれている量や質が大きく異なっており，これらの栄養素を年齢，性別，労働量等に応じて必要な量と質をバランス良く摂取することが健全な体格，体調を維持するために必須である．

　この目的のために，食品に含まれている各種成分の量と質を調べるとともに，加工，保蔵，調理などでの成分の変化を総合的に検討するのが食品学である．食品に含まれている成分は，そのまま人体に有効な成分となるわけではなく，調理や加工による廃棄や加熱などの物理的な変化，その他，微生物による発酵も含めた成分の化学的な変化などにより人体での吸収効率に差が生ずる．また，食品成分は体内に吸収されても必ずしも，そのまま人体の成分として組み込まれるとは限らず，吸収されて複雑な酵素の反応で他の物質に変換されたり，分子レベルに分解されて再構成される場合がある．栄養学とは，その全ての反応での人体への真の効果を解析する総合的学問で，その食物，食品に関する総合的検討を行う義務を食品学は担っている．

　食品学や関連領域で学んだ知識を真に理解するためには，一人一人が実際に実験を行い，体験的に食品成分の特性や含有量を知ることが最もよい方法である．実験を通して習得する知識や技術はさらに学問への意欲や興味をかきたて，いつまでも頭の中に残るものである．本書は食品学を真に理解させるために直接学生の指導にたずさわっている若手の方々による著書で，種々な配慮がなされている．一般の食品学の実験書と異なり，物質の成り立ちや溶液論を中心に例題と演習を含めた「1．実験を行うための基礎知識」，食品にはどのような成分が含まれているかを知るための実験「2．食品成分の定性分析」，食品に含まれる成分量を知るための実験「3．食品成分の定量分析」の3章から構成されており，実験者は途中で不明な点が生じた場合には，最初の演習形式による基礎的化学知識を理解してから継続することができる利点が設けられている．

　また，実際に本書を用いて食品学系の実験を実施するために以下ようなことが配慮されている．

（1）実験の時間は限られた時間内で行わなければならないので，これだけは確実に修得してもらいたいという内容を最小限に絞り，授業回数は前期10数回（1回の実験を135～200分程度），後期10数回で終了できるように配慮した．

（2）食品成分の定量分析における一般成分の各分析項目については，成分が遍在せず，平均的に分析結果が得られる試料として種々の試料を検討した結果，代表的な大豆加工食品のうち「きな粉」にあわせて試料採取量を含めた方法を設定した．他の食品の一般成分分析に応用する場合には，その成分値に即した試料採取量と分析法の選択が望ましい．

1. 実験を行うための基礎知識

食品中の成分を分析するためには，その成分がどのような元素から成り立ち，どのような性質を有しているかを理解して，その成分の特性に適した分析方法を選択していかなければならない．また，その成分を溶媒に溶かしたり，抽出するには溶液の液性や溶解度，緩衝能はもとより，基本となる化学当量やモルなど物質量を表す単位あるいは溶液の濃度を表す様々な単位の意味をはっきりと理解しておかなければ実験は何ら意味をもたなくなる．物質の成り立ちや基本的性質を十分に理解しておくことは，化学的な実験を行っていく上で最も重要なことの一つである．また，分析，解析には必ず数値的判断を伴うが，天然物や生体成分を取り扱う実験から得られる数値は，固体差，抽出操作，分析操作で微妙に異なり，数点の分析を行うのが一般的である．このため，誤差，有効数字の解析はもとより統計処理などの基礎も確実に理解することが望ましい．

通常の食品学・栄養学の実験書は数学や化学の基礎知識はすでに高校などで理解していることを前提として書かれているが，特に化学の苦手な学生，化学を理解しにくい学生，以前に化学を履修しなかった学生にとって，この章での基礎化学の再度の理解が食品学・栄養学をより深く理解しやすくできる道であると考える．

2. 食品成分の定性分析

食品成分の量や性質を知るために成分分析を行う．食品成分の分析には，まず成分に特有な反応を行い，その成分の存在の有無を調べて確認する定性分析と，どれくらいの量を含有しているかを調べる定量分析がある．

定性分析は目的とする特定の成分，類縁の成分の存在を知る方法であり，この方法を学んでその物質の一般的性質を理解する．単一成分の定性反応の多くは，添加する試薬がその成分にのみ反応し，独特の反応（発色など）を示すので容易に識別することができる．しかし，天然物や生体には多くの場合，類似の物質や反応を阻害する物質が共存するので，あらかじめ目的とする成分の抽出，あるいは阻害物質の除去などの予備操作を必要とする．ここでは，5大栄養素のうち無機質を除いた成分の分析を行うほか，食品に多く含まれている色素成分の分析を組み入れた．

この章では，操作や発色を暗記するのではなく，この予備操作の意味，発色などの原理を理解することが望ましい．この反応が理解できない場合は，第1章に戻り物質の基本を再理解して行う．

3. 食品成分の定量分析

ヒトがその生命を維持し，種を保存するためには栄養素を取り込まなければならない．そのためにヒトは食品を摂取するのだが，その食品にどのような栄養素がどのくらい含有しているのかを把握するために定量分析を行う．食品に含有している栄養素の定量分析を食品分析といっている．食品には多くの成分が含まれているが，主成分は，水分，タンパク質，脂質，炭水化物，灰

分（無機質），ビタミンに大別される．しかし，ビタミン以外の成分は合計が 100 ％ 近くになるので，ビタミンを除くこの主成分を特に一般成分といっている．食品を定量分析した結果で身近に知られている出版物に「日本食品標準分析表」（科学技術庁資源調査会編）がある．

　この章では，「五訂日本食品標準成分表」で採用されている方法を用いて一般成分分析を行う．炭水化物については従来同様「差し引きによる炭水化物」により求めるが，炭水化物には食物繊維も含まれており，近年この食物繊維の含有量が重要視されるようになったことから今回の改訂では，Asp（アスプ）法による食物繊維の定量方法を新たに追加した．また，一般分析以外に学生実験のレベルでも十分に実施できる実験として脂質については，食用油脂の化学特数としてケン化価およびヨウ素価の測定を加えた．タンパク質についてはよく用いられるローリー法，ビタミンについては，ヒドラジン法とインドフェノール法によるビタミンCの定量法について取り上げた．これらの方法は比色分析と容量分析であるが，これらの方法を高速液体クロマトグラフィーに応用したものが食品分析表の定量方法に用いられているので，分析操作を暗記するのではなく基本原理，原則を徹底的に理解してほしい．

　本実験も改訂第二版となり，徐々に加筆訂正が加えられ改善されてきたが，更に使いやすい実験書となるよう，使用していただいた方々からの多数のご指摘，ご指導を仰ぎたい．

　末筆となりましたが，本書の出版を快くお引き受けいただきました地人書館　上條　宰社長に感謝いたします．

　平成14年12月

編者一同

目　　次

1. 実験を行うための基礎知識 ……………………………………………… 9

1.1 実験を行うための注意事項 ………………………………… 9
1.2 実験記録と報告書 …………………………………………… 10
1.3 実験を行うために知っておくと便利な化学の知識 ……… 11
　1.3.1 物質の成り立ち ……………………………………… 11
　1.3.2 水溶液の性質 ………………………………………… 17
　1.3.3 塩の加水解離 ………………………………………… 23
　1.3.4 緩衝溶液（Buffer solution） ……………………… 25
　1.3.5 演習問題 ……………………………………………… 28
1.4 実験により得られる数値の取り扱い方 …………………… 31
　1.4.1 測定値の誤差と正確さの表現法 …………………… 31
　1.4.2 計算結果における有効数字 ………………………… 32
　1.4.3 統計解析による実験結果の処理 …………………… 34
　1.4.4 最小自乗法による検量線の作製方法と相関 ……… 38
1.5 ガラスの取り扱い方 ………………………………………… 40
1.6 実験で使用するおもな器具類 ……………………………… 44

2. 食品成分の定性分析 ……………………………………………………… 48

2.1 タンパク質の定性 …………………………………………… 48
　2.1.1 小麦タンパク質の分離 ……………………………… 48
　2.1.2 分離したタンパク質とアミノ酸の呈色反応 ……… 52
2.2 脂質の定性 …………………………………………………… 54
2.3 糖類の定性 …………………………………………………… 58
2.4 ビタミン類の定性 …………………………………………… 63
　2.4.1 ビタミン B_1 と B_2 の定性 ……………………… 63
　2.4.2 ビタミン A の定性 ………………………………… 67
2.5 色素に関する実験 …………………………………………… 70
　2.5.1 アントシアン色素について ………………………… 72

 2.5.2 褐変について（アミノカルボニル反応）……………………… 72
 2.5.3 酵素による褐変……………………………………………………… 73
 2.5.4 脂溶性色素について……………………………………………… 74

3. 食品成分の定量分析 …………………………………………… 77

3.1 食品の一般成分分析 ………………………………………… 77
 3.1.1 食品の一般分析について………………………………………… 77
 3.1.2 水分の定量………………………………………………………… 78
 3.1.3 タンパク質の定量………………………………………………… 83
 3.1.4 脂質の定量………………………………………………………… 89
 3.1.5 炭水化物（粗繊維，糖質）の定量……………………………… 95
 3.1.6 灰分の定量………………………………………………………… 106

3.2 ビタミンCの定量 …………………………………………… 109
 3.2.1 2,4-ジニトロフェニルヒドラジン法（ヒドラジン法）
           によるビタミンCの定量 ……… 109
 3.2.2 2,6-ジクロロフェノールインドフェノール滴定法
           によるビタミンCの定量 ……… 113

3.3 ローリー法によるタンパク質の定量 ……………………… 116

付　　　表 …………………………………………………………………… 120
参 考 資 料 …………………………………………………………………… 130
索　　　引 …………………………………………………………………… 131
実験報告書 …………………………………………………………………… 134

1 実験を行うための基礎知識

1.1 実験を行うための注意事項

【実験心得】

(1) 実験を始める前に実験書を熟読し，他の書物なども参考にして実験計画を立てる．実験書に書いてあることを鵜呑みにして，手を動かすだけでなく，一つ一つの操作の意義を考える．

(2) 実験に適した衣類と履き物を着用し，手ぬぐいまたはタオルを常時身につける．髪の長い人は必ずゴム輪などで束ねておく．また，バラバラにならない，絵の書いてない実験ノートを用意する．

(3) 実験にとりかかる前に実験台および周囲の整理整頓を行い，試料，試薬，実験器具などの点検を行う．

(4) 実験中は私語を慎み，みだりに実験台を離れたりせず，常に安全を心がける．

(5) 事故が発生したら，すぐ指導者に知らせること．そして，本人のみならず周囲の人も協力して機敏に適切な処置をとる．

(6) 実験操作は注意深く正しく行うとともに，観察結果を実験ノートに記録する．

(7) 実験台上の整理整頓，器具の洗浄・片づけ，周囲の清掃を行って実験を終了する．最後にもう一度，ガス，水道の栓，電源，窓などを点検する．

(8) 有毒ガスの発生，爆発の危険を伴う実験その他，特別に指示された実験は必ず指定の場所で十分注意して行う．

(9) アルコール，エーテルなどの有機溶媒を扱う際は引火しないように気をつける．使用した有機溶媒はすべて回収しなければならない．

(10) 濃硫酸，濃アルカリ，その他毒劇薬の取り扱いは慎重に行い，これらをピペットで採る時は安全ピペッターを用いて吸引する．

(11) マニキュア，指輪は必ずとっておくこと．

(12) 廃液（酸，アルカリ，重金属，有機溶媒）は必ず指定された廃液容器に入れる．

(13) グループで実験を行う場合は，勝手な行動や人まかせを慎み，全員協力するとともに各自観察およびデータの交換を行い実験を進める．

1.2 実験記録と報告書

(1) 実験記録は逐次実験ノートに記録し，紙切れや実験書のすみに書き留めておくようなことをしない．

(2) ノートには実験題目，実験目的，実験方法（原理，試料試薬，器具，操作など）を含めた実験計画を記入し，その日の実験を把握しておく．実験時には実験条件を左右する要件である日時，天候，気温，湿度を書き，実験中に観察した事項は直ちにもらさず記録していく．

【記載の要点】
(1) どんな小さなことでも直ちに書く．
(2) 失敗した実験も必ず書いておく．
(3) 鉛筆は用いず，消しゴムで消せないボールペンや万年筆を用いて記入し，記入ミス，計算間違いの訂正は事実が残るように傍線を引いて訂正する．
(4) 紙面いっぱいに書き込まず必ず余白を残して，後から書き込みができるようにする．
(5) 数量を書くときは必ず単位を記入する．
(6) 実験中の観察記録だけでなく，疑問点，新たな発想など何でも努めて記入し，実験のまとめ，考察，反省点も記入しておく．

【報告書】
(1) 報告書は実験ノートとは異なり，自分がその実験で得た結果から，どのような考察を行ったかを他人に理解してもらうものであるから，他人が読みたくなるような美しい紙面と他人にも分かるような平易な文章で書かねばならない．
(2) 単にデータの羅列や実験書や他の参考書の丸写しはしない．
(3) 内容としては所属，氏名（グループ実験のときは共同実験者の氏名），実験題目，実験実施日（天候，気温，湿度），実験目的，実験方法（試料の調製法，使用器具，装置，試薬，実験操作），実験経過の観察と実験結果，結果に対する考察（疑問点，感想，反省などを含む），引用文献の順序で書くのが一般形式である．
(4) 特に考察は報告書の最も重要な部分であるから，実験事実か自分の考えか，または文献記載のことかを区別して記載する．

1.3 実験を行うために知っておくと便利な化学の知識

1.3.1 物質の成り立ち
(A) 物質の分類
我々の身の回りにある全ての物質は下の図に示すように分類することができる．

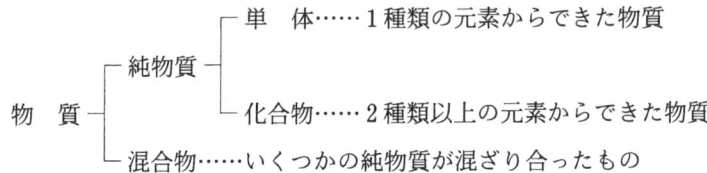

(B) 原子の構造

全ての物質は**原子**によって構成されている．原子は**原子核**と**核外電子**から成り立っており，原子核は**陽子**と**中性子**とから成る．陽子は（＋）の電荷をもち，その数は中性原子において核外電子の数に等しい．原子の化学的性質は核外電子の数，すなわち陽子の数によって決定され，陽子の数を**原子番号**，陽子の数と中性子の数の和を**質量数**という．原子番号が等しく質量数の異なる原子の化学的性質はお互いにほとんど等しいことから，**同位体**とよぶ．また，化学元素（普通は単に元素という）とは同一の原子番号をもつ原子の集合名詞のことをいう．

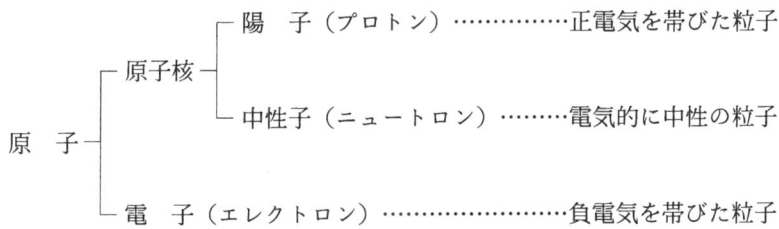

炭素を例にとって説明すると右のようになる．炭素の原子記号はCで，その左下に原子番号（炭素の原子核には陽子が6個存在するので6），左上には陽子数と中性子数の和である質量数12が書かれている．

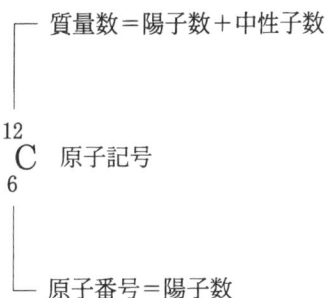

(C) 電子配置とイオン

(a) 電子殻と電子配置 (B)で述べたように原子物質を形作る最少単位である原子は，原子核と核外電子から成り立っている．原子核を取り巻く電子は原子核を中心に一定の距離を一定のエネルギーで運動しており，この電子の運動している層を**電子殻**とよんでいる．電子殻は，原子核に近い内側から順にK殻，L殻，M殻・・・と名付けられ，それぞれの電子殻に入りうる電子の数は$2n^2$個である．電子殻のエネルギーは原子核に近いほど低く，また，電子はエネルギーの低い内側の電子殻から順に埋められる性質をもっている．この法則に従えばK殻＝2個，L殻＝8個，M殻＝18個の電子が入ることが可能である．

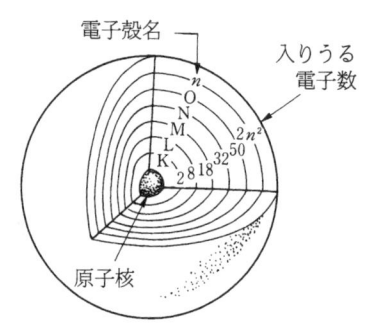

図1.1

(b) 価電子 最も外側の電子殻にある電子（最外殻電子）を**価電子**という．価電子はその原子の化学的性質に最も深く関与しており，電子殻が電子で飽和された状態（閉殻）では原子は最も安定で他の原子との化合が起こりにくい．$_2$He（ヘリウム）ガスや$_{10}$Ne（ネオン）ガスはいずれも閉殻の状態で，反応性が低く不活性ガスとよばれている．

これに対して$_{11}$Na（ナトリウム）や$_{17}$Cl（塩素）は電子を放出したり，または受け入れることによって閉殻の状態となる．NaはM殻に1個の価電子があり，それを放出することにより正（＋）に荷電している．また，ClはM殻に7個の価電子があり，電子を1個受け入れることにより負（－）に荷電している．これらの荷電した原子を**イオン**とよび，原子記号の右上に荷電した数（イオン価）とどちらに荷電しているかを＋または－を付けて表し，**陽イオン**，**陰イオン**とよぶ．

(D) 周期律と元素の性質 （周期表 p.129 を参照）

原子を原子番号の順に並べていくと性質の似た元素が周期的に現れることをメンデレーエフ（ロシア）は発見し周期表を作成した．この周期表の横の並びを**周期**といい，単周期（1～3）と長周期（4～7）がある．また，縦の並びを**族**といい，1～7族のA，Bと8族，0族の16族がある．周期表において元素は**典型元素**と**遷移元素**に分けられる．

典型元素は，化学的性質が典型的な周期性を示す元素で，1A，2A，2B～7Bおよび0族，金属元素と非金属元素とがある．

典型元素の性質……
- 金属性： 周期表の左にあるほど，また下にあるほど大
- 非金属性： 周期表の右にあるほど，また上にあるほど大

遷移元素の性質……
- 全て重金属で融点，沸点が高く，比重が大きい
- 不規則ないくつかの原子価（イオン価）をもつ

(E) 原子量

炭素原子（C）の同位体 ¹²C を基準にとり，その重さを 12 としたときの各原子の相対的な重さを原子量という．**原子量に g をつけた重さの量を 1 グラム原子という．**

(F) 分子量

原子量と同じ基準で表された相対的重量（炭素を 12 とした場合）を分子量という．**分子量に g をつけた量をその物質の 1 グラム分子または 1 モル（mol）という．** そして，1 mol の気体が同温同圧で占める体積は全ての気体で同じである．これをモル体積といい，標準状態（0 ℃，1 気圧）では，約 22.4 L である．その中に含まれる分子の個数は 6.02×10^{23} である．モルは全ての化学物質の量を表す単位として用いられており，あらゆる状態（気体，液体，固体）における元素，化合物，イオン，反応基，電子などいわゆる全ての物質（化学単位）の一定の個数（N_A 個）をさしており，**1 モルに含まれる化学単位の個数をアボガドロ数 N_A という．**

(G) 化学結合

物質は最少単位の原子が集合したものであるが，原子は単独に存在しているわけではなく，互いに結合して存在していることが多い．結合の仕方には，イオン結合，共有結合，配位結合があり，物質によってそれぞれ異なる．

(a) イオン結合 結合する原子が互いに価電子を授受して陽イオンと陰イオンになり，両イオンが静電気力（クーロン力）で結合する．

陽イオン： 価電子を放出〔周期表の左側にある元素（金属）がなりやすい〕
陰イオン： 価電子を受入〔周期表の右側にある元素（非金属）がなりやすい〕

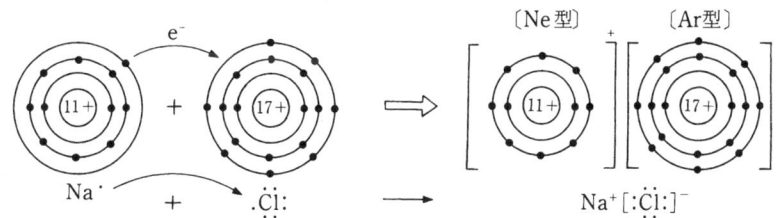

(b) 共有結合 結合する原子が互いに価電子の一部または全部を共有し，結合する．それぞれの原子の電子殻が閉殻の状態になるように共有する．結合する原子が共有する 2 個の電子を共有電子対といい，共有電子対の数は原子価に等しい．また，共有電子対を棒で表したものが構造式で，2 本で表したものを 2 重結合，3 本のものを 3 重結合という．

14   1 実験を行うための基礎知識

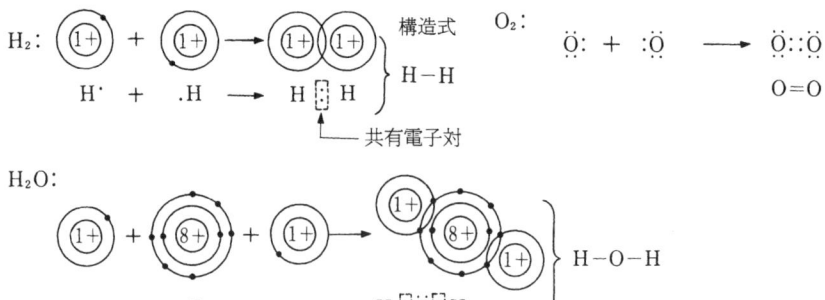

(c) **配位結合** 結合する原子間で,共有する電子対をどちらか一方から出して,これを両方で共有して結合する.

$$H:\overset{..}{\underset{H}{O}}: + H^+ \longrightarrow \left[H:\overset{..}{\underset{H}{O}}:H\right]^+ \longrightarrow \left[H-\overset{|}{\underset{H}{O}} \rightarrow H\right]^+$$

(H) 元素の化学当量と原子価

酸素の 1/2 原子量(酸素の原子量は約 16 である)と化合する各元素の量をその**化学当量**という.例えば水素の化学当量は原子量と等しく 1 である.元素同士が化合するときは 1:1 の当量の割合で化合する.**化学当量に g をつけた量の元素を**その元素の **1 グラム当量**という.原子量と化学当量の比は必ず整数となり,これをその元素の**原子価**という.すなわち,

$$原子価 = \frac{原子量}{化学当量} \quad \cdots\cdots\cdots\cdots (1.1)$$

この式は

$$化学当量 = \frac{原子量}{原子価} \quad \cdots\cdots\cdots\cdots (1.2)$$

と変形することができる.

酸素を例にとると ^{16}O で原子量は 16 である.酸素の電子配置は図 1.2 のように表すことができるので,原子価が 2 価であることがわかる.

これを (1.2) の式に代入すると

酸素の化学当量 = 16/2 = 8 となる.これにグラムをつけて酸素は 8 グラムが 1 グラム当量である.

図 1.2 酸素の電子配置

第 3 周期の元素を例にとって電子配置,価電子数,原子価(イオン価)についてまとめると表 1.1 のようになる.

表 1.1

族	1	2	13	14	15	16	17	18
第3周期の電子配置	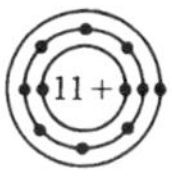 (11+)	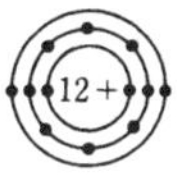 (12+)	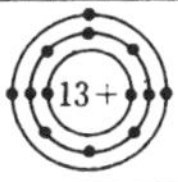 (13+)	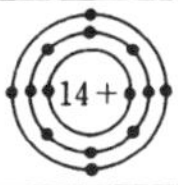 (14+)	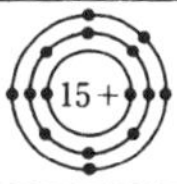 (15+)	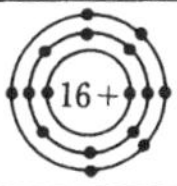 (16+)	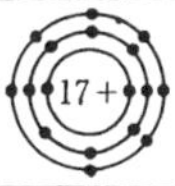 (17+)	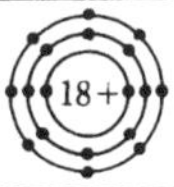 (18+)
電子式	·Na	·Mg·	·Ȧl·	·Ṡi·	:Ṗ:	:Ṡ:	:Ċl·	Ar
価電子数	1	2	3	4	5	6	7	0
原子価(イオン価)	+1	+2	+3	+4 −4	+5 −3	+6 −2	+7 −1	0

　つぎに，水について考えると分子式は H_2O であり，酸素1個に水素2個が共有結合した分子構造をもつから，電子配置は図1.3のようになる．この場合，水素の原子価は1で，原子量が1であるから

　　　　水素の化学当量 = 1/1 = 1　となる．

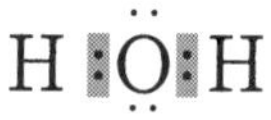

図1.3　水の電子配置

　このことから，水1分子は酸素1グラム当量に水素が2グラム当量化合してできており，質量比では O:H = 8:1 (16:2) であるといえる．

　水素の原子価は1であるが，同じ元素でも化合する相手により化学当量，つまり原子価を異にすることがある．

〔例 1〕　一酸化炭素と二酸化炭素を例に炭素の化学当量を考える．

　一酸化炭素の場合，化学式は CO である．

　化学当量は酸素1/2原子量8と化合する元素の量であるから，

　　　　O:C = 16:12 = 8:x

$x = 6$ つまり化学当量は6, 原子価は2である．

　二酸化炭素の場合，化学式は CO_2

　　　　O:C = 32:12 = 8:x

$x=3$ で化学当量は3, 原子価は4である．

　ところで，直接酸素と化合しない元素の化学当量は酸素以外の適当な元素を仲介にして定めることができる．

〔例 2〕　エタン，エチレン，アセチレンにおける炭素の化学当量．

　エタン（C_2H_6）

　　　　H:C = 6:24 = 1:x

$x=4$ で化学当量は4, 原子価は3である．

　エチレン（C_2H_4）

　　　　H:C = 4:24 = 1:x

$x=6$ で化学当量は 6，原子価は 2 である．

アセチレン（C_2H_2）

$$H : C = 2 : 24 = 1 : x$$

$x=12$ で化学当量は 12，原子価は 1 である．

これらの例から，同じ元素でも化合する相手や化合の仕方によって化学当量つまり原子価が異なることがわかる．また，化学当量は化合物における元素質量の割合を意味している．

アセチレンを例にとると

化学式は C_2H_2 であるから原子の数の割合は C : H = 1 : 1 であるが，質量比で考えると C : H = 24 : 2，つまり 12 : 1 である．

(I) 化合物の化学当量

原子価 m の R 基と原子価 n の A 基から成り立つ化合物の分子式は $RnAm$ で表される．

仮に A を水素で置き換えて考えると

$$RnAm + mnH = nRHm + mA \quad である．$$

いま，$RnAm$ の分子量を M，R の原子量を Y，A の原子量を X とすれば $RnAm$ の化学当量 E は以下の式で表すことができる．

$$E = \frac{M}{mn} = \frac{nY + mX}{mn} = \frac{Y}{m} + \frac{X}{n} \quad \cdots\cdots\cdots (1.3)$$

で表す．これを二酸化炭素と水素の反応で考えると

$$CO_2 + 2H_2 = CH_4 + O_2$$

酸素を水素で置き換える反応では，原子価 1 の水素は 4 個必要で，この場合 mn は 4×1 である．各々の分子量は CO_2 (44)，H_2 (2)，CH_4 (16)，O_2 (32)．これを (1.3) 式に代入し

$$CO_2 = \frac{44}{4 \times 1} = \frac{1 \times 12 + 2 \times 16}{4 \times 1} = \frac{12}{4} + \frac{16}{2} = 11$$

二酸化炭素の炭素原子の化学当量は 3，酸素は 8 であるから $3 + 8 = 11$，よって，化合物の化学当量はその成分の和に等しいことが証明される．

同様に，メタンについては

$$CH_4 = \frac{16}{4 \times 1} = \frac{1 \times 12 + 4 \times 1}{4 \times 1} = \frac{12}{4} + \frac{1}{1} = 4$$

メタンの炭素原子の化学当量は 3，水素原子は 1 であるから $3 + 1 = 4$，また，水素と酸素の化学当量はそれぞれ 1 と 8 である．

この反応式における各々の質量比にすると

$$CO_2 + 2H_2 = CH_4 + O_2$$
$$44 : 4 : 16 : 32$$

すなわち，化学当量でいえば

$$11 : 1 : 4 : 8$$

である．さらに，グラム当量でいえば

$$1 : 2 : 1 : 1$$

すなわち，1グラム当量の二酸化炭素は2グラム当量の水素と反応し，1グラム当量のメタンと1グラム当量の酸素を生成する，ということができる．

化学当量の概念は，後述する水溶液の濃度を表す規定度（N）を説明する際，非常に重要となるのでしっかりと身につけていただきたい．

（A）～（I）までに述べてきたことを総括すると，物質の分子量はそれを構成している異なった原子量をもつ原子の種類や数によって決定され，その重さも異なる．しかし，同じ1 molという化学単位においては，その中に含まれる分子の数は全く同じであり，これが気体の場合には，同温同圧の状態で同体積を占めることになる．

1.3.2 水溶液の性質

水（H_2O）は我々の住む地球上に最も多く存在している物質であり，実験化学においては，いちばんよく使う**溶媒（Solvent）**の一つである．濃度とは，この溶媒の中に溶け込んでいる**溶質（Solute）**の存在密度をさす．ここでは，実験化学でよく用いられる濃度の表し方についての説明を行う．

（A）　容量モル濃度（mol/L；M）

分析化学や簡単な溶液論で一般的によく用いられる濃度で，**溶液1L中に溶けている溶質のモル数（mol）**のことをいう．mol/LあるいはMと記す．

【例題1】　1モル濃度の食塩（塩化ナトリウム）水．

食塩（塩化ナトリウム）は化学式NaClで表され，ナトリウム（Na）および塩素（Cl）の各々の1グラム原子すなわち原子量はNa＝23，Cl＝35.5であるからNaClの分子量は1 mol＝58.5と計算され，58.5 gを秤量して水に溶かして1 Lにすれば，1 mol/Lもしくは1 M-NaCl水溶液を作成することになる．

この場合，[NaCl]f ＝ [Na$^+$] ＝ [Cl$^-$] ＝ 1 mol/Lである（NaClは水中に溶解するとイオン化してNa$^+$とCl$^-$として存在する）．また，[ ]fを式量濃度という．

（B）　規　定　度（N）

容量分析や滴定法などの標準液の濃度を表すときに用い，**溶液1L中に溶けている溶質のグラム当量数のことで**N（Normalの頭文字）と記す．

【例題2】 $1\,M\text{-NaOH}\ 10\,\text{m}l$ を中和するために必要な $1\,M\text{-HCl}$ は $10\,\text{m}l$ である．

この反応は一般に

$$\text{NaOH} + \text{HCl} = \text{NaCl} + \text{H}_2\text{O}$$

と示されるが，実際には水溶液中で

$$[\text{NaOH}] = [\text{Na}^+] + [\text{OH}^-]$$
$$[\text{HCl}] = [\text{H}^+] + [\text{Cl}^-]$$

のように各々が完全に解離するので

$$[\text{Na}^+] + [\text{OH}^-] + [\text{H}^+] + [\text{Cl}^-] = [\text{Na}^+] + [\text{Cl}^-] + \text{H}_2\text{O}$$

で示される．つまり NaOH 1 mol と HCl 1 mol はグラム当量の考え方では 1:1 の反応を行うことが可能である．このことから $1\,M\text{-NaOH}$ と $1\,M\text{-HCl}$ はそれぞれ $1\,N$ となる．上の反応式を化学量的にみれば

$$\frac{1\,N\text{-NaOH} \times 10\,\text{m}l}{1000\,\text{m}l} = \frac{1\,N\text{-HCl} \times 10\,\text{m}l}{1000\,\text{m}l}$$

【例題3】 $1\,M\text{-NaOH}\ 10\,\text{m}l$ を中和するために必要な $1\,M\text{-H}_2\text{SO}_4$ は $5\,\text{m}l$ である．

例題2と同様に，この反応を考えると

$$[\text{NaOH}] = [\text{Na}^+] + [\text{OH}^-]$$
$$[\text{H}_2\text{SO}_4] = 2\,[\text{H}^+] + [\text{SO}_4^{2-}]$$

となるから，2個の H^+ と反応するための OH^- が2個必要で，結果的に

$$2\,[\text{Na}^+] + 2\,[\text{OH}^-] + 2\,[\text{H}^+] + [\text{SO}_4^{2-}] = \text{Na}_2\text{SO}_4 + 2\,\text{H}_2\text{O}$$
$$2\,\text{NaOH} + \text{H}_2\text{SO}_4 = \text{Na}_2\text{SO}_4 + 2\,\text{H}_2\text{O}$$

という反応式が成立する．つまり両者が当量で反応するためには 1 mol NaOH に対して 0.5 mol H_2SO_4 でよいことになる．これを規定度の概念で考えれば $1\,M\text{-H}_2\text{SO}_4 = 2\,N\text{-H}_2\text{SO}_4$ となり

$$\frac{1\,N\text{-NaOH} \times 10\,\text{m}l}{1000\,\text{m}l} = \frac{2\,N\text{-H}_2\text{SO}_4 \times 5\,\text{m}l}{1000\,\text{m}l}$$

で中和されることになる．

(C) 百分率濃度（％）

溶液 100 ml 中に含まれる溶質の g 数**質量対容量百分率（w/v %）**，以外に**質量百分率（w/w %）**，**容量百分率（v/v %）**，**容量対質量百分率（v/w %）**がある．

【例題4】 $1\,M\text{-NaCl}$ 水溶液の百分率濃度は何％か．

1 L 中に 58.5 g の NaCl が溶けているので，100 ml 中に換算して

$$\frac{5.85\,\text{g}}{100\,\text{m}l} \times 100 = 5.85\ (\text{w/v}\,\%)$$

である．

(D) 百万分率（ppm），十億分率（ppb），一兆分率（ppt）

ppm（parts per million）　　例：　1 L 中の 1 mg（1 mg $= 10^{-3}$ g）

ppb（parts per billion）　　例：　1 L 中の 1 μg（1 μg $= 10^{-6}$ g）

ppt（parts per trillion）　　例：　1 L 中の 1 ng（1 ng $= 10^{-9}$ g）

(E) 質量作用の法則

正逆いずれの方向にも進行する化学反応を**可逆反応**という．正反応と逆反応の速度が等しく見かけの反応が停止した状態を**化学平衡**に達した状態といって以下のように表すことができる．

化学方程式

$$n_1 A + n_2 B = n'_1 A' + n'_2 B$$

における化学平衡の状態は

$$\frac{[A'] n'_1 [B] n'_2}{[A] n_1 [B] n_2} = k$$

K は一定温度において各成分の濃度に無関係な，反応に特有の定数であり，**平衡定数**とよばれ，この関係を質量保存の法則という．

(F) 酸と塩基

感覚的には酸（acid），アルカリ（alkali）のことで，アルカリ物質を**塩基（base）**という．この考え方は 17 世紀頃から発達したが，初期段階では，酸は水溶液中で H^+ を生じ，酸性を示すもの，アルカリは OH^- を生じて塩基性を示すものと定義された．しかし，現在では酸とは陽子（プロトン）を与えるもの（供与体），塩基とは陽子を受け取るもの（受与体）という考え方が一般に受け入れられている．このことについては他の専門書を参考にしていただきたい．

(G) 電解質とは何か

多くの塩類，酸および塩基は水溶液中でその一部が**電気解離（電離）**して，電気を帯びた原子あるいは原子団すなわちイオン（ion）となっている．陽電気（＋）を帯びているものを陽イオン，陰電気（－）を帯びているものを陰イオンとよぶ．これらの溶液は＋と－の電極を入れると通電する性質をもち，その際に化学変化を起こす．これを**電気分解（電解）**といい，このような性質をもつ物質を**電解質**という．

いま AB という物質の水溶液の状態は

$$AB = A^+ + B^-$$

と表すことができ，この時，質量保存の法則により

$$\frac{[A^+][B^-]}{[AB]} = K$$

が成立する．この K を**電離定数**といい，電離する割合を**電離度**（α）という．

$$\alpha = \frac{\text{電離した溶質のモル数}}{\text{溶かした溶質の全モル数}}$$

（H）強電解質と弱電解質

全ての電解質の伝導度（電流の通りやすさ）は濃度によって異なる．塩酸（HCl），硝酸（HNO_3），硫酸（H_2SO_4）などの無機塩類や水酸化ナトリウム（NaOH）などの無機強塩基あるいは塩化ナトリウム（NaCl）などの多くの塩類では，濃度による伝導度の変化はあまり大きくなく，比較的大きな伝導度をもち，これらを**強電解質**とよぶ．

強酸　　$HCl \longrightarrow H^+ + Cl^-$

強塩基　$NaOH \longrightarrow Na^+ + OH^-$

塩　　　$NaCl \longrightarrow Na^+ + Cl^-$

これらは水溶液中でほとんど完全に電離し，そのイオン濃度は溶質のモル数に等しくなる．一方，酢酸（CH_3COOH）などの弱酸あるいは水酸化アンモニウム（NH_4OH）などの弱塩基は濃度が薄いところで伝導度が著しく増加する．このような物質を**弱電解質**といい，水溶液中で一部が電離してイオンとなり，電離しない分子との間に平衡が成立する．

弱酸　　$CH_3COOH = CH_3COO^- + H^+$

弱塩基　$NH_4OH\ \ \ = NH_4^- + OH^-$

つまり，電離定数や電離度の大きい酸または塩基ほどその性質は強い．一般に電離度 $\alpha = 0.5$ 以上のものを強電解質，$\alpha = 0.02$ 以下のものを弱電解質の目安としている（0.1 以上を強電解質，0.01 以下を弱電解質と記載する教科書もある）．

【例題5】 $0.5\ N\text{-}HCl$（$\alpha = 0.86$）と $0.5\ N\text{-}H_2SO_4$（$\alpha = 0.54$）ではどちらが酸として強いか．

$[H^+]$ の濃度を比較する．

　　　　　　　　$0.5\ N\text{-}HCl$　　　$0.5 \times 0.86 = 0.43$

　　　　　　　　$0.5\ N\text{-}H_2SO_4$　$0.5 \times 0.54 = 0.27$

これより，

　　　　　　　　$0.5\ N\text{-}HCl > 0.5\ N\text{-}H_2SO_4$

となる．

（I） 水の電離

水はごくわずかに伝導度があり，つぎのように電離していると考えられる．

$$H_2O + H_2O = H_3O^+ + OH^-$$

これを略記すると，

$$H_2O = H^+ + OH^-$$

となり，質量保存の法則により，

$$\frac{[H^+][OH^-]}{[H_2O]} = k$$

である．$[H_2O]$ は $1000\,g/18 = 55.5\,mol/L$ で，測定の結果，25℃ において $[H^+] = [OH^-] = 10^{-7}\,mol/L$ であるから

$$K = \frac{10^{-14}}{55.5}$$

となるが，$[H_2O]$ を一定とみなし，$[H^+]$ と $[OH^-]$ の濃度の積すなわち**水のイオン積**を一般に水の**解離定数（Kw）**として扱っている．

$$Kw = [H^+][OH^-] = 1.00 \times 10^{-14} \quad (25℃)$$

（J） 水と酸，塩基の反応

(a) 水素イオン濃度　　一般に酸あるいはアルカリの強さを表す単位として **pH**（ピーエッチと発音するのが正確）がよく用いられている．pH とは水素イオン指数のことであり，**水溶液中の水素イオン [H$^+$] 濃度（mol/L）の常用対数に負号を付けたもの**である．

つまり

$$pH = -\log[H^+] = \log(1/[H^+])$$

として表される．(E)で水の水素イオン濃度は $[H^+] = 10^{-7}$ であったから，これを代入すると純水の pH は 7 と計算される．

【例題6】　$[H^+] = 4.0 \times 10^{-5}$ の pH はいくらか．

$$pH = -\log(4.0 \times 10^{-5}) = \log\left(\frac{1}{4.0 \times 10^{-5}}\right) = \log 10^5 - \log 4$$

$$= 5 - 0.6021 = 4.40$$

（対数表より，$\log 4 = 0.6021$ として求める）

【例題7】　pH = 5.6 の水素イオン濃度はいくらか．

$$pH = 5.6 = 6 - 0.4$$

対数表より,0.4 = log 2.51 であるから

$$\mathrm{pH} = \log 10^6 - \log 2.51 = \log 10^6 / \log 2.51 = \log (1/2.51 \times 10^6)$$

$$[\mathrm{H}^+] = 2.51 \times 10^{-6}$$

(b) 水と弱酸の反応

$$\mathrm{CH_3COOH + H_2O = H_3O^+ + CH_3COO^-}$$

溶液は $\mathrm{H_2O + (H^+)}$ から酸性を示し,質量保存の法則から

$$\frac{[\mathrm{H}^+][\mathrm{CH_3COO^-}]}{[\mathrm{CH_3COOH}]} = Ka = 1.82 \times 10^{-5}$$

（Ka の a は acid の頭文字である）

(c) 水と弱塩基の反応

$$\mathrm{NH_3 + H_2O = NH_4^+ + OH^-}$$

$$\frac{[\mathrm{NH_4^+}][\mathrm{OH^-}]}{[\mathrm{NH_3}]} = Kb = 1.80 \times 10^{-5}$$

（Kb の b は base の頭文字である）

【例題8】 0.05 M-酢酸の $[\mathrm{H}^+]$ と電離度を求めよ.

（但し,酢酸の電離定数 $K = 1.82 \times 10^{-5}$）

$$\frac{[\mathrm{H}^+][\mathrm{CH_3COO^-}]}{[\mathrm{CH_3COOH}]} = Ka = 1.82 \times 10^{-5}$$

$[\mathrm{H}^+] = [\mathrm{CH_3COO^-}] = x$ とすると

$[\mathrm{CH_3COOH}] = 0.05 - x$

ゆえに

$$\frac{x \times x}{0.05 - x} = 1.82 \times 10^{-5}$$

x は 0.05 に対して極めて小さいので

$$0.05 - x \fallingdotseq 0.05 \quad とみなせる.$$

ゆえに

$$\frac{x^2}{0.05} = 1.82 \times 10^{-5}$$

$$x^2 = 9.1 \times 10^{-7}$$

$$x = 9.54 \times 10^{-4} \text{ mol/L}$$

また,

$$\alpha = \frac{9.54 \times 10^{-4}}{0.05} = 0.0191$$

1.3.3 塩の加水解離

純水の電離平衡は $H_2O = H^+ + OH^-$ で $[H^+] = [OH^-] = 1.00 \times 10^{-7}$ であり，中性を示す．この純水に NaCl のような中性塩を加えても，Na^+ や Cl^- は $[H^+] = [OH^-]$ の関係を乱すことはないので液は中性を維持する．しかし，CH_3COONa や $NaHCO_3$ あるいは Na_2CO_3 などを加えると $[H^+] < [OH^-]$ となり，溶液は塩基性を呈す．また，NH_4Cl や $CuSO_4$，$AlCl_3$ などを加えた場合には，$[H^+] > [OH^-]$ となり溶液は酸性を呈す．このように水に塩を溶解させ，**塩と水が反応して水の電離状態が変化して，溶液が酸性または塩基性を呈する状態を**加水解離または加水分解という．

【例題9】 弱酸と強塩基とからなる塩の pH．

$0.1\,M$-酢酸ナトリウム溶液の pH を求める．（CH_3COOH の $Ka = 1.78 \times 10^{-5}$）

溶液の状態は $CH_3COONa \rightarrow CH_3COO^- + Na^+$ （全電離する）

加水解離式は $CH_3COO^- + H_2O = CH_3COOH + OH^-$ ……… (1.4)

$H_2O = H^+ + OH^-$ （$[H^+]$ と $[OH^-]$ は極めて小さい）

この溶液の電荷平衡は $[Na^+] + [H^+]_{H_2O} = [CH_3COO^-] + [OH^-]_{Ac}$ ……… (1.5)

$0.1\,M$-CH_3COONa では $[Na^+] = 0.1$ であるから，(1.5)式より

$$[Na^+] = 0.1 = [CH_3COO^-] + [OH^-]_{Ac} - [H^+]_{H_2O} \quad \cdots\cdots (1.6)$$

これを整理して $[CH_3COO^-] = 0.1 - [OH^-]_{Ac}$ ……… (1.7)

(1.4) 式より $[CH_3COOH] = [OH^-]$ となる． ……… (1.8)

(1.4) 式の平衡式は

$$\frac{[CH_3COOH][OH^-]}{[CH_3COO^-]} = \frac{[CH_3COOH][OH^-][H^+]}{[CH_3COO^-][H^+]} \cdot \frac{Kw}{} = \frac{Kw}{Ka} = Kh$$

$$Kh = \frac{1.00 \times 10^{-14}}{1.78 \times 10^{-5}} = 0.5618 \times 10^{-9} = 5.618 \times 10^{-10} \quad \cdots\cdots (1.9)$$

(1.9) 式に (1.7)，(1.8) 式を代入すると

$$\frac{[OH^-][OH^-]}{0.1 - [OH^-]} = 5.618 \times 10^{-10} \quad \cdots\cdots (1.10)$$

0.1 に対して $[OH^-]$ は極めて小さいから，$0.1 - [OH^-] \fallingdotseq 0.1$ とみなせば，(1.10) 式は

$$\frac{[OH^-]^2}{0.1} = 5.618 \times 10^{-10} \quad \cdots\cdots (1.11) \qquad [OH^-]^2 = 0.5618 \times 10^{-10}$$

$$\therefore [\mathrm{OH^-}] = 0.7495 \times 10^{-5}$$

$$[\mathrm{H^+}] = \frac{Kw}{[\mathrm{OH^-}]} = \frac{10^{-14}}{0.7495 \times 10^{-5}} = 1.3342 \times 10^{-9}$$

$$\mathrm{pH} = -\log[\mathrm{H^+}] = -\log(1.3342 \times 10^{-9}) = \log 10^{-9} - \log 1.3342$$
$$= 9 - 0.1252 = 8.8748$$

$$\therefore \mathrm{pH} = 8.87$$

(1.9) 式を加水解離定数 Kh といい，一般式は

$$Kh = \frac{Kw}{\text{酸の}Ka\,(\text{塩基の}Kb)} \text{ である.}$$

いま，$[\mathrm{CH_3COONa}] = C$ とすると

(1.11)，(1.9) 式より
$$\frac{[\mathrm{OH^-}]^2}{C} = [\mathrm{OH^-}] = \sqrt{\frac{Kw}{Ka} \cdot C}$$

$$[\mathrm{OH^-}] = \frac{Kw}{[\mathrm{H^+}]} = \sqrt{\frac{Kw}{Ka} \cdot C} \quad \text{より}$$

$$\therefore [\mathrm{H^+}] = \sqrt{\frac{Kw \cdot Ka}{C}}$$

この式に 0.1 M-酢酸ナトリウムの濃度と電離定数 Ka を代入すると

$$10^{-14} \times 1.78 \times \frac{10^{-5}}{0.1} = 1.78 \times 10^{-18}$$

$$[\mathrm{H^+}] = 1.3342 \times 10^{-9}$$

と求められる．

【例題10】 強酸と弱塩基とからなる塩の pH．

0.1 M-NH$_4$Cl の pH （NH$_4$OH の $Kb = 1.75 \times 10^{-5}$）

NH$_4$Cl → NH$_4^+$ + Cl$^-$

NH$_4^+$ + H$_2$O = NH$_4$OH + H$^+$ ……… (1.12)　　　（加水解離式）

$$Kh = \frac{[\mathrm{NH_4OH}][\mathrm{H^+}]}{[\mathrm{NH_4^+}]} = \frac{[\mathrm{NH_4OH}][\mathrm{H^+}][\mathrm{OH^-}]}{[\mathrm{NH_4^+}][\mathrm{OH^-}]} = \frac{Kw}{Kb} = \frac{10^{-14}}{1.75 \times 10^{-5}}$$
$$= 5.714 \times 10^{-10} \quad \cdots\cdots (1.13)$$

(1.12) 式の解離に比べると水の解離は無視できるので $[\mathrm{NH_4OH}] = [\mathrm{H^+}]$ とみなす．

0.1 M-NH$_4$Cl において $[\mathrm{NH_4^+}] = 0.1 - [\mathrm{H^+}]$ であるから

$$Kh = \frac{[\mathrm{NH_4OH}][\mathrm{H^+}]}{[\mathrm{NH_4^+}]} = \frac{[\mathrm{H^+}][\mathrm{H^+}]}{0.1 - [\mathrm{H^+}]} = 5.714 \times 10^{-10} \quad \cdots\cdots (1.14)$$

0.1 に対して [H$^+$] は極めて小さいから，0.1 － [H$^+$] ≒ 0.1 とみなせば

$$\frac{[H^+]^2}{0.1} = 5.714 \times 10^{-10} \cdots\cdots (1.15) \qquad [H^+]^2 = 0.5714 \times 10^{-10}$$

$$\therefore [H^+] = 0.7559 \times 10^{-5}$$

pH $= -\log[H^+] = -\log(0.7559 \times 10^{-5}) = \log 10^5 - \log 0.7559 = 5 - 0.1215 = 4.8785$

$$\therefore \text{pH} = 4.88$$

$$Kh = \frac{Kw}{\text{酸の } Ka \text{（塩基の } Kb\text{）}} \text{ より}$$

いま，[NH$_4$Cl] $= C$ とすると

(1.14)，(1.15) 式より $\quad \dfrac{[H^+]^2}{C} = \dfrac{Kw}{Kb} \qquad [H^+] = \sqrt{\dfrac{Kw}{Kb} \cdot C}$

この式に 0.1 M-塩化アンモニウムの濃度と電離定数 Kb を代入すると

$$\frac{10^{-14}}{1.75 \times 10^{-5}} \times 0.1 = 0.57149 \times 10^{-10}$$

$$[H^+] = 0.7559 \times 10^{-5}$$

と求められる．

1.3.4 緩衝溶液（Buffer solution）

弱酸とその塩が共存するとき，あるいは弱塩基とその塩が共存している溶液に酸または塩基をある程度加えても溶液の pH はほとんど変化しない．このような作用を緩衝作用または緩衝能といい，このような作用を行う溶液を**緩衝液**という．我々が普段，酸性やアルカリ性の物質を食品として摂取した場合に，体の pH が急激に変化しないのは体液に緩衝作用があるからに他ならない．

これまでに述べてきたように，電離度の小さい弱酸や弱塩基の電離平衡については質量保存の法則が適用される．いま，濃度 C の電解質 HA の電離度を α とすれば，

$$\begin{array}{cccc} \text{HA} & = & \text{H}^+ & + & \text{A}^- \end{array} \text{ という解離式とモル濃度が成立する．}$$

$C(1-\alpha) \qquad C\alpha \qquad C\alpha$

$1-\alpha/V \qquad \alpha/V \qquad \alpha/V$

ここでいう V は $1/C$ で希釈度，すなわち溶質 1 モルを含む溶液の体積を表す．このことから，電離平衡に質量保存の法則があてはまれば，つぎの関係式が成り立つ．

$$K = \frac{[H^+][A^-]}{[HA]} = \frac{(C\alpha)(C\alpha)}{C(1-\alpha)} = \frac{C\alpha^2}{1-\alpha} = \frac{\alpha^2}{(1-\alpha)V}$$

これらの式は**溶液が希薄になるほど電離度が増す**ことを示しており，これを **Ostwald** の希釈律という．ここで電離度が非常に小さいときには

$1 - \alpha \fallingdotseq 1$ とみなせるので

$$K = C\alpha^2 = \alpha^2/V$$

$$\therefore \alpha = \sqrt{K/C} = \sqrt{KV}$$

弱酸の場合について $[H^+]$ を考えると,

$$[H^+] = C\alpha = \sqrt{KC} = (KC)^{1/2}$$

水素イオン濃度を pH で表すのに対応して, 電離定数は pK で表すことから

$$\therefore pH = -\log[H^+] = -\frac{1}{2}\log K - \frac{1}{2}\log C = -\frac{1}{2}\log pK - \frac{1}{2}\log C$$

$$pK = -\log K = \log 1/K$$

この表現法を用いると平衡式は以下のようにも表すことができる.

$$pH = pK + \log([A^+]/[HA]) \quad \text{(Henderson-Hasselbalch の式)}$$

これらから $[A^+] = [HA]$ のとき, つまり半電離の状態では $pH = pK$ である.

つぎに緩衝溶液の水素イオン濃度の変化について例をあげながら説明する.

【例題11】 $0.1 M$ の CH_3COOH および CH_3COONa を含む溶液の水素イオン濃度は $[H^+] = 1.78 \times 10^{-5}$ であり, $1.78 \times 10^{-5} M$–HCl と水素イオン濃度は同等である. しかし, 両者の酸および塩基に対する反応は全く異なっている. この $1.78 \times 10^{-5} M$–HCl 1 L に 1.78×10^{-5} mol NaOH を加えれば完全に中和し, $[H^+] = 10^{-7}$ (pH = 7) となる. これに対して, $0.1 M$ の $CH_3COOH - CH_3COONa$ 溶液に同量の NaOH を加えても水素イオン濃度はほとんど変化しない.

$$\frac{[H^+][CH_3COO^-]}{[CH_3COOH]} = 1.78 \times 10^{-5} = Ka$$

$$[H^+] = \frac{[CH_3COOH]}{[CH_3COO^-]} Ka = \frac{[CH_3COOH]}{[CH_3COONa]} Ka \quad \cdots\cdots (1.16)$$

$CH_3COOH - CH_3COONa$ に NaOH を加えると, $CH_3COOH + NaOH = CH_3COONa + H_2O$ となり, 溶液中の CH_3COOH が減少して CH_3COONa が増加する. その時の水素イオン濃度は

$$[H^+] = \frac{0.1 - Ka}{0.1 + Ka} \cdot Ka$$

となり, Ka は 0.1 に対して極めて小さいので $0.1 - Ka = 0.1 + Ka \fallingdotseq 0.1$ とみなし, $[H^+] = Ka$ となりほとんど変化しないことがわかる.

【例題12】 $0.1 M$–$CH_3COOH - CH_3COONa$ に 0.05 mol NaOH を加えると, (1.16) 式より

$$[H^+] = \frac{0.1 - 0.05}{0.1 + 0.05} \cdot Ka = 1/3$$

となり, 添加前の $[H^+] = Ka = 1/3$ となる.

【例題13】 $0.1\,M$–CH_3COOH – CH_3COONa に $0.05\,mol\,HCl$ を加えると，(1.16) 式より

$$[H^+] = \frac{0.1 + 0.05}{0.1 - 0.05} \cdot Ka = 3\,Ka \quad \text{となる．}$$

pH は $[H^+]$ が10倍増減するときに1変化するから，例題12および例題13ではpHの変化は極めて少ない．つまり，このような緩衝液では，加えた H^+ に対しては CH_3COO^- が反応して CH_3COOH になり，OH^- に対しては CH_3COOH の H^+ が反応してこれを中和し，さらに CH_3COOH が電離して H^+ を補充するので CH_3COOH が溶存している間は，液のpHの変化は極めて小さい．(1.16) 式よりpHを求めると

$$pH = -\log\frac{[CH_3COOH]\,f}{[CH_3COONa]\,f} - \log Ka = pKa + \log\frac{[CH_3COOH]\,f}{[CH_3COONa]\,f} \quad \cdots\cdots (1.17)$$

この式から，緩衝液のpHは電離定数と各成分の濃度の比によって定まることがわかる．つまり，その濃度比が等しいとき（$[CH_3COONa]\,f = [CH_3COOH]\,f$），$pH = pKa$ となる．

酢酸では $Ka = 1.75 \times 10^{-5}$（25℃）の $pKa = 4.75$ であり，$pH = 4.75$ 内外の緩衝液として，この溶液が適していることが判断できる．

【例題14】 $0.1\,M$–NH_4OH $150\,ml$ と $0.1\,M$–NH_4Cl $100\,ml$ を混合した液の $[OH^-]$ とpHを求めよ．（但し NH_4OH の $Kb = 1.75 \times 10^{-5}$）

$$[NH_4OH]\,f = 0.1 \times \frac{150}{150 + 100} = 0.06\,M$$

$$[NH_4Cl]\,f = 0.1 \times \frac{100}{150 + 100} = 0.04\,M$$

$$NH_4OH = NH_4^+ + OH^- \quad \frac{[NH_4^+][OH^-]}{[NH_4OH]} = Kb, \quad [OH^-] = \frac{[NH_4OH]}{[NH_4^+]}\,Ka \quad \cdots\cdots(1.18)$$

NH_4Cl の電離により NH_4OH の電離は著しく抑制されるので，$[NH_4OH] = 0.06$，$[NH_4^+] = [NH_4Cl]\,f = 0.04$ とみなしうるから，これを (1.18) 式に代入すると

$$[OH^-] = \frac{0.06 \times 1.75 \times 10^{-5}}{0.04} = 2.625 \times 10^{-5}$$

従って，

$$[H^+] = \frac{10^{-14}}{[OH^-]} = \frac{10^{-14}}{2.625 \times 10^{-5}} = 3.81 \times 10^{-10}$$

$$pH = 10 - \log 3.81 = 10 - 0.581 = 9.419$$

$$\therefore\ pH = 9.42$$

1.3.5 演習問題

【演習問題1】 つぎの化学式で示される物質の名称および分子量または式量を求めよ．

① CH_4 ② HNO_3 ③ HCl ④ $NaOH$ ⑤ H_2SO_4 ⑥ NH_4OH
⑦ MnO_2 ⑧ H_2 ⑨ CO_2 ⑩ O_2 ⑪ N_2

【演習問題2】 つぎの問に答えなさい．但し，H＝1，C＝12，O＝16，Cl＝35.5とする．

(1) メタン1.6gは何モルか．また，標準状態での体積は何Lか．

(2) 塩化水素0.1molは何gか．また，塩化水素分子は何個か．

【演習問題3】 つぎの問に答えなさい．

但し，アボガドロ数6.0×10^{23}，H＝1，N＝14，O＝16，S＝32，Cl＝35.5，Hg＝201とする．

(1) 酸素分子1.5×10^{23}個は何モルか．また，0℃，1atmで何Lか．

(2) 窒素8.4g，酸素6.4gの混合気体の分子数を求めなさい．

(3) 0℃，1atmにおける二酸化炭素1gは，二酸化硫黄1gに比べて体積は何倍か．

【演習問題4】 元素記号Mで表される元素の酸化物がMO_2という化学式をもち，その酸化物中の元素Mの質量％は50％であった．この元素Mの原子量を求めなさい．

【演習問題5】 質量組成でカリウムが31.8％，塩素が29.0％，酸素が39.2％からできている化合物がある．この化合物の組成式を求めなさい．

但し，O＝16，Cl＝35.5，K＝39.1とする．

【演習問題6】 純水のモル濃度を求めなさい．但し，H＝1.0，O＝16とする．

【演習問題7】 過酸化水素水に二酸化マンガンを加えると過酸化水素が分解して酸素を発生する．(1) この時の変化を化学反応式で示せ．

(2) 3％の過酸化水素水100gをとり，二酸化マンガンを加えた．発生する酸素のモル数と0℃，1atmでの体積を求めなさい．（O＝16.0，H＝1.0）

【演習問題8】 0.5mol/Lの水酸化ナトリウム溶液 500ml中には何gの水酸化ナトリウムが溶けているか計算しなさい．（Na＝23.0，O＝16.0，H＝1.0）

【演習問題9】 6.0mol/Lの水酸化カリウム溶液を300ml作りたい．水酸化カリウム何gを水に溶かして300mlとすればよいか．（K＝39，O＝16，H＝1）

【演習問題 10】 つぎの計算をしなさい．但し，硫酸の分子量は 98.0 とする．
(1) 濃度 96 %，密度 1.84 g/cm³ の濃硫酸は何規定か．
(2) この硫酸を希釈して 6 N の希硫酸 500 ml を作るにはどうすればよいか．

【演習問題 11】 98 %（質量パーセント）の濃硫酸（密度 1.84 g/cm³）を水で薄めて，0.05 mol/L の希硫酸 5 L を作った．（H＝1，O＝16，S＝32 とする）
(1) 初めの濃硫酸の規定度を求めよ．
(2) 0.05 mol/L の希硫酸 5 L を作るために要した濃硫酸は何 ml か．

【演習問題 12】 市販の塩酸は質量％で 35 % の塩化水素を含み密度 1.18 g/cm³ である．
(1) この塩酸のモル濃度を求めよ．
(2) 0.1 N の希塩酸 500 ml を作るために要する濃塩酸は何 ml か．

【演習問題 13】 15 ℃ でエタノール 15 ml と純水 85 ml とを混合してアルコール水溶液を作った．この溶液の濃度を (1) 体積百分率，(2) 質量百分率，(3) モル分率，(4) モル濃度で表せ．但し，アルコール，水およびこの溶液の密度は 15 ℃ でそれぞれ 0.7947，0.9991，0.9867 g/cm³ とし，アルコール，水の分子量はそれぞれ，$C_2H_5OH=46.0$，$H_2O=18.0$ として計算する．

【演習問題 14】 つぎの化合物の名称と酸性，塩基性，中性物質の分類をせよ．
① NH_4OH　② CH_3COOH　③ H_2SO_4　④ HNO_3　⑤ $NaOH$　⑥ HCl
⑦ $NaHCO_3$　⑧ $(COOH)_2$　⑨ C_2H_5OH　⑩ $NaCl$　⑪ H_3PO_4　⑫ CH_3OH
⑬ Na_2SO_4　⑭ Na_2CO_3　⑮ NaH_2PO_4　⑯ Na_2HPO_4

【演習問題 15】 0.10 mol/L の塩酸 10 ml を中和するには，0.02 mol/L の水酸化ナトリウムが何 ml 必要か．

【演習問題 16】 0.25 mol/L のアンモニア水 10 ml を中和するために必要な 0.08 mol/L の硫酸量を求めなさい．

【演習問題 17】 0.1 N の塩酸の pH を求めなさい．

【演習問題 18】 pH 1.0 および 5.0 の塩酸をそれぞれ 100 ml ずつ混合した溶液の pH を求めなさい．（log 2 = 0.3）

【演習問題 19】 0.01 mol/L の水酸化ナトリウム溶液の pH を求めなさい．

【演習問題 20】 0.1 N–NaOH 20 ml に 0.5 N–HCl 2 ml を加えた液の pH を求めよ．

【演習問題 21】 0.1 M–H_2SO_4 10 ml に 0.1 N–NaOH 40 ml を加え，水で 250 ml にした液の pH を求めよ．

【演習問題 22】 0.1 M の酢酸の電離度は $\alpha = 0.012$ (18 ℃) である．
(1) この溶液の pH を求めよ．
(2) 酢酸の電離定数を求めよ．

【演習問題 23】 0.1 M のアンモニア水がある．($Kb = 1.80 \times 10^{-5}$)
(1) この溶液の [OH^-] 濃度を求めよ．
(2) また，[H^+] 濃度はどれだけか．
(3) この溶液の pH を求めよ．

【演習問題 24】 0.1 M–CH_3COOH 1 L に 0.1 mol の CH_3COONa を加えたときの [H^+] と pH を求めよ．($Ka = 1.78 \times 10^{-5}$ とする)

【演習問題 25】 つぎの溶液のpHと水素イオン濃度を求めよ．($Kb = 1.75 \times 10^{-5}$)
(1) 1.0 M–NH_4Cl 溶液
(2) 1 g NH_4Cl に 0.1 M–NH_4OH を加えて 100 ml にした溶液

1.4 実験により得られる数値の取り扱い方

1.4.1 測定値の誤差と正確さの表現法

どのような実験においても,その実験により得られる結果には必ず誤差が含まれている.従って,得られた数値の正確さにはおのずと制限がある.実験により求められる値を結果として報告する場合には,数値の末尾に不確実な数字が1個つけられる.例として,10 mlのホールピペットで採取した試料の体積の表現を考えると,日本工業規格(JIS)による10 mlのホールピペットにおける体積許容差(公差)は±0.02 mlであるから10.00±0.02 mlのどの量であるかを定めることは不可能である.従って,採取量を10 ml,10.0 mlあるいは10.000 mlと表現するのはどれも誤りである.すなわち10 mlでは1 mlが不確実な数字で,10.0 mlでは0.1 mlがそれに当たり,ピペットの精度を低く表現することになる.また,10.000 mlではこのピペットで得られない精度を表現していることになる.この場合は,10.00 mlと表すのが正しい.この実験値の誤差にあたる最後につける意味のある数字を有効数字という.普段,実験によく用いる体積計の容量別の公差を参考として表に示した.

表1.2 メスシリンダー

全 容 量	10	25	50	100	200	250	500	1000	2000 (ml)
最小目盛り	0.1	0.2	0.5	1.0	2.0	2.0	5.0	10.0	20.0
公 差	0.1	0.25	0.5	0.5	1.0	1.25	2.5	5.0	10.0

表1.3 ホールピペット

全 容 量	1	2	5	10	20	25	50	100 (ml)
公 差	0.01	0.01	0.02	0.02	0.03	0.03	0.05	0.1

表1.4 メスピペット

全 容 量	1	2	5	10	20	25	50 (ml)
最小目盛り	0.01	0.02	0.05	0.1	0.1	0.1	0.2
公 差	0.01	0.01	0.02	0.02	0.03	0.03	0.05

表1.5 メスフラスコ

全 容 量	10	20	50	100	200	250	500	1000	2000 (ml)
公 差	0.04	0.06	0.10	0.12	0.15	0.15	0.30	0.60	1.0

日本分析化学会編:「分析化学実験ハンドブック」p.84, 86, 87 丸善 (1992)

以上のように各々の体積計によって公差は異なり，表現される値も異なる．実際の実験において，どの程度の正確さをもって試薬を調製したり，試料を採取したりするかは，その実験によって異なる．たとえば，同じ1 Nの炭酸ナトリウムを作成する場合でも，加える目的がアルカリ性にするだけであるならば上皿天秤で計量し，ビーカーで溶かしてメスシリンダーで定容しても十分に事足りるが，滴定に用いるのであれば化学天秤で正確に秤量し，メスフラスコで定容しなければならない．精度が高いからといって何でも化学天秤で計量したりメスフラスコやホールピペットを用いることは，実験化学を学ぶ者として愚かであり，戒めなければならない．

1.4.2 計算結果における有効数字

つぎに，実験によって得られた測定値を使って計算した結果の数値の取り扱いについて考える．有効数字を決定するための正確な方法は，実験の乱雑誤差を求め，これに基づいて決定するという手順を要する．また，個々の測定値に当てがわれる有効数字も測定の精度を示してはいるが，誤差を数量的に表しているものではない．これらのことは特に乗除計算の際に十分に考慮しなければならない．

(A) 加減計算

加減計算を行う場合には，すべての数の小数点以下の数字をそれらの中で最小の数をもつ数字に合わせる．そのために，小数点以下の桁数がそろっていない数字に関しては四捨五入によって取り除く必要がある．

例として，0.1325 g，4.586 g，20.64 g，168.3 g のそれぞれ小数点以下の桁数の異なる数字の総和の求め方を示す．

数学的にこれらの和を求めれば以下のようになる．

```
    0.1325
    4.586
   20.61
+ 168.3
─────────
  193.6285
```

これらの数字を個々についてみれば，すべて有効数字4桁でそろっているが，実際には，168.3 gは不確実な数字が小数点1桁にあるので，質量を合わせたときに，これ以下の数字をつけても何等意味をもたないことになる．そこで，前述のように小数点以下の桁を合わせた以下の計算をする．

```
    0.1
    4.6
   20.6
+ 168.3
─────────
  193.6
```

有効数字の削減方法について説明する．329.37 g は有効数字 5 桁である．これを 4 桁にするには 329.4 g，3 桁にすれば 329 である．さらにこれを 2 桁にするには 3.3×10^2 と表せばよい．

(B) 乗除計算

乗除計算による計算結果は計算にあずかる数値の中で最も相対誤差の大きな数値に支配される．すなわち，最も大きな誤差を含む数値にかける数値が，どんなに誤差が小さな数字であっても無意味であるから，最も大きな誤差を越えない範囲で有効数字を減らして計算する．

例として，1.54 cm，2.1 cm，117.3 cm の体積計算を考える．不確実な数字に対する誤差を 1 とすると，それに対する測定値の相対誤差はつぎのように計算される．

$$0.01/1.54 \times 100 = 0.6\,\% \qquad 0.1/2.1 \times 100 = 4.8\,\% \qquad 0.1/117.3 \times 100 = 0.1\,\%$$

この中で最も精度が低いのは 2.1 cm である．もし 1.54 を，有効数字を 2 桁として 1.5 とすれば $0.1/1.5 \times 100 = 7\,\%$ となり，4.8 % をこえるので，そのまま 3 桁とする．117.3 は有効数字を 3 桁として 117 でも相対誤差は 0.9 % で，4.8 より小さいので 117 cm とする．

$$\begin{array}{r}
117 \\
\times\ 1.54 \\
\hline
180.18 \\
\times\ 2.1 \\
\hline
378.378\ \mathrm{cm}^3
\end{array}$$

この計算値の中には 4.8 % の相対誤差を含むので $378.378 \times 0.048 = 18.16\ \mathrm{cm}^3$ の相対誤差をもつ．従って，上から 2 桁目の 7 は不確実な数であり結果的にこの体積は有効数字 2 桁で表し，$3.8 \times 10^2\ \mathrm{cm}^3$ としなければならない．単に電卓で計算される数字を記載することが意味のないことを理解していただきたい．

さて，食品成分表で取り扱われている一般成分値はあくまでも標準的なサンプルを分析した値を基に，既存の文献や資料を参考に評価された値であり，絶対的な値ではない．産地，季節あるいは保存期間により分析値は当然のごとく変化する．そのような意味から，記載されている値は小数点 1 桁程度にとどめられている．そのうち，重量分析法により求められるものについては化学天秤で恒量値を求めるが，その際，± 0.5 mg を恒量値と見なしている．この根拠は，1 g の試料を百分率で表せば，成分表では 100.0 % で不確実な数字は小数 1 桁目，つまり 1 mg の単位である．そこで，その 1 桁下で 0.5 mg の範囲で変動していれば四捨五入しても計算値には影響を与えないことになる．

1.4.3 統計解析による実験結果の処理

実験では，一つの試料について一回の分析では測定値が本当に正しいかどうかを判断することが困難であるため複数回の分析を行い，得られた実測値を統計解析してデータの特徴を表していくのが一般的である．得られたデータを代表する統計量には，**平均値，中央値，最大値，最小値，分散，標準偏差，標準誤差**などがあり，これらを**基礎統計量**とよんでいる．ここでは，これらの統計量の求め方を説明するが，二群間の比較や多群間の比較を行う統計には様々な手法が開発されており，どの手法を用いるかによって得られる結果が異なることもしばしばある．詳細については統計学の本をきちんと読んで理解することをお奨めする．

【例題】 大豆の代表的な加工食品である「きな粉」の試料 A に含まれるタンパク質量（％）を通常の定量分析法により 12 回測定した結果，つぎのようなデータが得られた．

　　36.2, 34.3, 35.1, 35.5, 36.5, 36.8, 36.8, 37.5, 38.6, 45.0, 37.3, 37.6

このデータを使って統計解析を行ってみよう．

(A) 平均値，分散，標準偏差の求め方

平均値（mean）は通常 $\bar{x}$ と書き，**データの値の総和をデータの大きさ（個数）で除したもの** $\bar{x} = \Sigma x_i / n$ であるから

$$\bar{x} = \frac{36.2+34.3+35.1+35.5+36.5+36.8+36.8+37.5+38.6+45.0+37.3+37.6}{12} = 37.3$$

である．

中央値（Me）は**データを大きい順に並べ替えた時の真ん中の値**であるから 12 個中データの 6 番目と 7 番目の値をたして 2 で割ればよいが，この場合は $Me = 36.8$ である．また，最大値は 45.0，最小値は 34.3 と読みとれる．

このデータをヒストグラムに表すと図 1.4 のようになるが，これをみると平均値は 37.3 であるが 34.3 〜 45.0 の間に数値のバラツキ（散らばり）があることがわかる．このことからデータを解析するには平均値だけでなくデータのバラツキについても調べる必要がある．これが分散と標準偏差である．

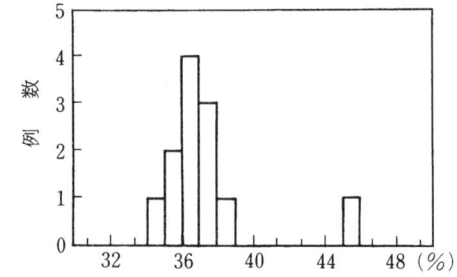

図 1.4 分析したきな粉中のタンパク質含有量のヒストグラム

分散（variance）はデータや分布のバラツキの程度を示す量で，直感的には図 1.5，1.6 に示すようにとらえるとわかりやすい．

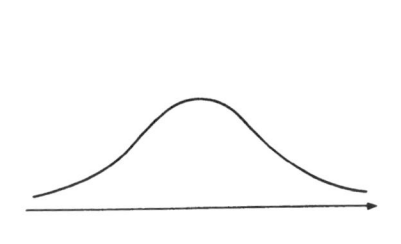

図 1.5　バラツキが大きい　　　　　　　図 1.6　バラツキが小さい

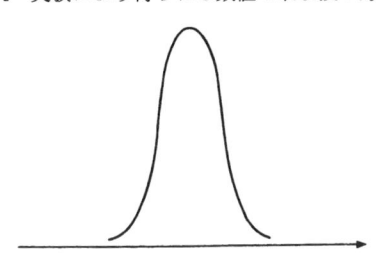

石村貞夫：「すぐわかる統計用語」p.216 東京図書（1997）

分散は S^2 と書き，各データ値（xn）と平均値（$\bar{x}$）の差を 2 乗した値の総和をデータの大きさ（n）で除したもの $S^2 = \Sigma \dfrac{(xi-x)^2}{n}$ で表すから

$\{(36.2-37.3)^2 + (34.3-37.3)^2 + (35.1-37.3)^2 + (35.5-37.3)^2 + (36.5-37.3)^2 + (36.8-37.3)^2 + (36.8-37.3)^2 + (37.5-37.3)^2 + (38.6-37.3)^2 + (45.0-37.3)^2 + (37.3-37.3)^2 + (37.6-37.3)^2\}/12 = 6.7$ である．分散 S^2 は自乗された値でバラツキを誇張してあるので，この平方根をとった値が**標準偏差（Standard deviasion; SD）** S で，$S = \sqrt{S^2}$ で表すから

$$S = \sqrt{6.7} = 2.6 \quad \text{となる}$$

ところで，区間推定や仮説を検定する際には，S^2 の代わりに**標本分散** s^2 と**標本標準偏差** s を使い（S ではなく s を使う），これらは次式で表す．

$$S^2 = \Sigma \dfrac{(xi-x)^2}{n-1}, \quad s = \sqrt{S^2}$$

これによって求められる測定結果の標本分散と標本標準偏差は

$$s^2 = 7.3 \quad s = 2.7 \quad \text{となる．}$$

(B)　標準誤差の求め方

さて，s が平均値 $\bar{x}$ に対するデータのバラツキを表していることはわかったが，もう一つ重要なことがある．それは平均値 $\bar{x}$ にはどの程度の誤差をもつかである．これを**標準誤差（Standard error）**とよぶ．平均値 $\bar{x}$ の平均，すなわち平均値の分散は，s^2/n で n に反比例するので，実際には x に $SE = \sqrt{\dfrac{s^2}{n}} = \dfrac{s}{\sqrt{n}}$ 程度の誤差をもつといってよい．この式に当てはめて計算すると，この実験での標準誤差は 0.8 となる．

統計解析を行った学術論文においては，しばしば平均値と標本標準偏差や標準誤差を表す際に，mean ± SD あるいは mean ± SE のように書くので覚えておくとよい．

(C)　グラブス・スミルノフの棄却検定

このデータでは 10 番目の 45.0 という値が他の 11 個より大きいようにみえる．果たしてこの

10番目のデータは正しいといえるのだろうか．実験に何らかの失敗があったのではないかと考えるのが普通だろう．しかし，何の統計学的な根拠もなしにデータを削除するのは不安である．**そこで，グラブス・スミルノフの棄却検定**を用いて，そのデータが外れているかどうかを確かめてみる．

手順は以下の通りである．

(i) 仮説をたてる．

仮説 H_0：45.0 は異常値ではない．対立仮説 H_1：45.0 は異常値である．

(ii) 検定統計量 T を求める．

$$T = \frac{x_n - \bar{x}}{\sqrt{s^2}} \text{ に代入する}$$

$$T = \frac{(45.0 - 37.3)}{2.7} = 2.852$$

有意水準 $\alpha = 0.05$ とするとグラブス・スミルノフ棄却検定表から

$$T = 2.852 \geq G(11, 0.05) = 2.234$$

であるから仮説は棄却される．すなわち，45.0 は異常値でデータから除外した方がよいことになる．

このようにして棄却検定を行った後，再度基礎統計量を求めると

平均値 36.6，中央値 36.8，最大値 38.6，最小値 34.3，標本分散 1.5，標本標準偏差 1.2，標準誤差 0.4

となる．

(D) 二つの母平均の差の検定（有意差検定）

つぎに別の「きな粉」試料Bついて同様に測定したところ以下の測定値が得られた．

32.2，31.3，32.5，33.5，33.8，32.8，30.9，31.9，34.2，33.2，32.7，30.4

これについて基礎統計量を求めると

平均値 32.5，中央値 32.6，最大値 34.2，最小値 30.4，標本分散 1.4，標本標準偏差 1.2，標準誤差 0.3

である．この試料Bと試料Aのタンパク質量には平均値では4.1差がある．しかし，統計的に差はあるのだろうか．**二つの母平均の差の検定**（有意差検定）を行ってみる．

二つの母集団の平均を μ_1，μ_2 として，その差を調べる．

手順を以下に示す．

(i) 仮説をたてる．

仮説 H_0：$\mu_1 = \mu_2$　　対立仮説 H_1：$\mu_1 \neq \mu_2$

(ii) 標本分散を比較する．

$s_1{}^2 = 1.5$, $s_2{}^2 = 1.4$ であるからバラツキの差は少ないようである.

(iii) 検定統計量 T を求める.

検定統計量 T は次式によって得られる.

$$T(x_1,\ x_2,\ s^2) = x_1 - \frac{x_2}{\sqrt{\left(\frac{1}{n_1} + \frac{1}{n_2}\right) s^2}}$$

ただし, $\quad s^2 = (n_1 - 1) s_1{}^2 + \frac{(n_2 - 1) s_2{}^2}{n_1 + n_2 - 2}$

となり $T(x_1,\ x_2,\ s^2)$ の分布は t 分布表に従う.

データの検定統計量 T を計算すると

$$T = \frac{36.6 - 32.5}{\sqrt{\left(\frac{1}{11} + \frac{1}{12}\right) \times 1.4}} = 8.2 \geq t(0.05) = 1.721$$

となるので, 5％で仮説は棄却され, 試料Aと試料Bのタンパク質量には有意な差があると考える. ここで述べた方法は**スチューデントの t 検定**といわれている基礎的な検定方法の一つである.

(E) 変動係数

実験から得られたデータについて基礎統計量を求める際に, データの大きさが大きいほど信頼性は高いといえるだろう. また, 分散が小さいデータ, つまり標準偏差が小さければ小さいほど精度がよいことになる. しかし, 選択した実験方法が試料の性質に適していない場合, あるいは定量方法自体に問題がある場合には, 個々の測定値にバラツキが生じ, 標準偏差も大きくなることがある. また, 実験に未熟なものが実験を行った場合にもしばしばこのようなことがおこる.
そこで**実験の精度を比較する方法の一つとして変動係数**を算出する.

変動係数 (coefficient of variation ; CV) は次式で表される.

$$CV = \frac{s}{\bar{x}} \times 100 \quad (\%)$$

変動係数は小さいほど精度が高いことを意味し, 通常5％以内に収まるようでなければ, その実験の正確さを疑ってみる必要があるだろう.

試料Aについて計算してみると,

$$\frac{1.2}{36.6} \times 100 = 3.3 \ (\%)$$

であるから, この実験結果の精度は問題ないと考えてよいだろう.

1.4.4 最小自乗法による検量線の作製方法と相関

分光光度計により溶液の濃度を求めるなど機器分析を行う場合，多くは標準試料を用いて**検量線を作製**し，未知試料の濃度を検量線から求める．標準試料の各濃度に対する測定値（吸光度や蛍光強度など）をグラフにプロットすると理論的には各プロットを結ぶと一直線になるはずである．しかし，実際にはサンプリング誤差を含めた反応条件の微妙な違いにより，全てのプロットが直線上に並ぶことなどはほとんどない．そこで，プロットした点に最もよく近似する直線を簡易的に引くことがあるが，この方法は精密ではなく，科学的に適当な方法であるとはいいがたい．科学的に定量をきちんと行うためには，信頼性が高い**最小自乗法を用いた回帰直線**を求め，検量線を引くことが適当である．

（A） 最小自乗法による回帰直線の求め方

X	Y	X^2	XY	$X-\bar{X}$	$Y-\bar{Y}$	$(X-\bar{X})^2$	$(Y-\bar{Y})^2$	$(X-\bar{X})$	$(Y-\bar{Y})$
$X1$	$Y1$	$X1^2$	$X1Y1$	$X1-\bar{X}$	$Y1-\bar{Y}$	$(X1-\bar{X})^2$	$(Y1-\bar{Y})^2$	$(X1-\bar{X})$	$(Y1-\bar{Y})$
$X2$	$Y2$	$X2^2$	$X2Y2$	$X2-\bar{X}$	$Y2-\bar{Y}$	$(X2-\bar{X})^2$	$(Y2-\bar{Y})^2$	$(X2-\bar{X})$	$(Y2-\bar{Y})$
$X3$	$Y3$	$X3^2$	$X3Y3$	$X3-\bar{X}$	$Y3-\bar{Y}$	$(X3-\bar{X})^2$	$(Y3-\bar{Y})^2$	$(X3-\bar{X})$	$(Y3-\bar{Y})$
⋮	⋮	⋮	⋮	⋮	⋮	⋮	⋮	⋮	⋮
Xn	Yn	Xn^2	$XnYn$	$Xn-\bar{X}$	$Yn-\bar{Y}$	$(Xn-\bar{X})^2$	$(Yn-\bar{Y})^2$	$(Xn-\bar{X})$	$(Yn-\bar{Y})$
Σ	Xi	Yi	Xi^2	$XiYi$	$Xi-\bar{X}$	$Yi-\bar{Y}$	$(Xi-\bar{X})^2$	$(Yi-\bar{Y})^2$	$(Xi-\bar{X})$ $(Yi-\bar{Y})$

X は各濃度，Y は各濃度に対する測定値（吸光度）を代入していく．
$\bar{X}$ は濃度の平均値，$\bar{Y}$ は測定値の平均値である．

$$X = \frac{\Sigma Xi}{n} \qquad Y = \frac{\Sigma Yi}{n}$$

$$b = \frac{n(\Sigma XiYi) - \Sigma Xi \cdot \Sigma Yi}{n(\Sigma Xi^2) - (\Sigma Xi)^2} = \frac{\Sigma XiYi - (\Sigma Xi \cdot \Sigma Yi)/n}{\Sigma Xi^2 - (\Sigma Xi)^2/n}$$

$$a = \frac{\Sigma Yi}{n} - b \cdot \frac{\Sigma Xi}{n}$$

これで求めた $Y = a + bX$ を回帰直線，b を回帰係数といい，検量線を表す式となる．すなわち，この式を変形して $X = (Y-a)/b$ として Y に測定した吸光度を代入して濃度を求めることができる．

（B） 相関係数

ところで，測定した吸光度と標準液の濃度について考えた場合に，両者の間にどのような関連が成り立つかを知る必要がある．つまり，統計学的に算出された回帰直線と実際に測定した吸光

度をグラフ上にプロットした際にあまりにもかけ離れていたり，求められた回帰係数が0に近い値では，濃度と吸光度の間に比例関係が成り立っているとはいえない．このような2変量間の相互の関係を**相関関係**または**相関**という．このときに，一つの変量が増加するときに他の変量も増加する傾向にあれば，それら2変量間には**正の相関関係**があるといい，一方が増加するときに他方が減少する傾向にあれば**負の相関関係**があるという．

2変量間の相関関係は次の式により表され，求められた値を**相関係数**（r）という．

$$r = \frac{\Sigma (Xi-\overline{X})(Yi-\overline{Y})}{\sqrt{\Sigma (Xi-\overline{X})^2 \cdot \Sigma (Yi-\overline{Y})^2}}$$

r が1に近いときには正の相関関係が強く，r が -1 に近いほど負の相関関係が強い．また，0に近いときに相関関係が無いと考える．

通常，標準試料を用いて検量線を作成した場合には，広く一般的に認められた測定方法を用いているので，回帰直線の相関係数は $r = 0.8$ 以上は最低でも必要であろう．もしも，仮にこれ以下であったとすれば実験者の未熟であるか，使用した試薬あるいは機器に問題があったと考える必要がある．また，新たに開発した定量方法においても，その定量方法の精度を確認する場合に用いることができる．

(C) 添加回収率試験

定量方法あるいは実験の精度を確認する方法としては，検量線作成における相関係数を求めることと，今一つは**添加回収率試験**による方法がある．すなわち，その定量方法において反応や抽出方法が完全であるならば，試料に既知量の標準物質を添加すれば，添加した量が100％上乗せされた値が測定されるはずである．もし，回収率が理論値から±10％以上になるようであれば定量法に何らかの問題があるか，その実験が失敗であると考えるべきである．

添加回収率の求め方

$$添加回収率（\%）= \frac{（試料液中の物質量＋標準物質の量）－試料液中の物質量}{標準物質の量} \times 100$$

添加回収率試験では，既知量の標準物質を加えるので両者の合計が検量線の中程になるように添加量を計算する．また，その際に標準物質の添加量が試料に対して10％以下であるような場合，実験誤差が大きく影響するので，両者の比が1：1になるように添加するのが理想的な条件である．

1.5 ガラスの取り扱い方

　化学実験では様々な種類のガラス器具を用いる．試験管やビーカーなどは自動的に大量生産されるが，多くは人間の手作業によって製作されている．ガラス器具の製作や修理ができるようになるには熟練した技能が必要であるが，ごく簡単なキャピラリー管や撹拌棒などは自分で作れると大変便利である．そこで，ここではガラスの一般的な性質と細工の基本操作について述べる．

（A）　ガラスの一般的な性質

（a）　耐熱性　　ガラスの耐熱性とは，そのガラスが急激な温度変化によって破損するかしないかという性質をいう．常温のガラス管に酸素－ガス混合バーナーの高温の炎をあてても破損しないかとか，熱湯入りのガラス瓶を冷水で急冷すると破損するなどの状況を耐熱性とし，そのガラスの熱衝撃性（Thermal　Shock）に耐える程度をいう．一般のガラス食器，瓶，板ガラスは耐熱性は低く，理化学ガラス機器，耐熱食器，石英ガラス製品などは耐熱性に優れている．ガラスが熱衝撃によって破損する理由は，温度の急変によりガラス内に一時的に発生する歪（ひずみ）がガラスの強度を越えた応力になった場合である．

（b）　耐薬品性　　ガラスはいろいろな物質に対して影響を受けにくく，化学的には耐久性の大きな物質である．ガラスの化学組成によって化学耐久性は異なるが，理化学用ガラスは，フッ化水素酸，熱アルカリ，熱リン酸等には浸食されるが，一般の試薬類には耐久性が大きい．しかし，湿気や空気によって長い年月の間に風化されて表面が変質することもあり，特に水分の作用は無視できない．アルカリの多いガラス（並質ガラス等）は，水に触れるとアルカリを溶出し，水がアルカリ性となりさらにガラスと反応する．アルカリ分が溶出したガラスにはケイ酸だけが残り，このケイ酸の薄膜が微細な板になって溶液中に脱落する．また，このような状態になったガラス管を加熱すると崩壊がみられる．これをフレーク現象という．

(B) ガラス細工に必要な器具

加工用バーナー，フラスコホルダー（カッパ），タングステン棒，コテ，ヤスリ，細工用はし，ピンセット，酸素ボンベ

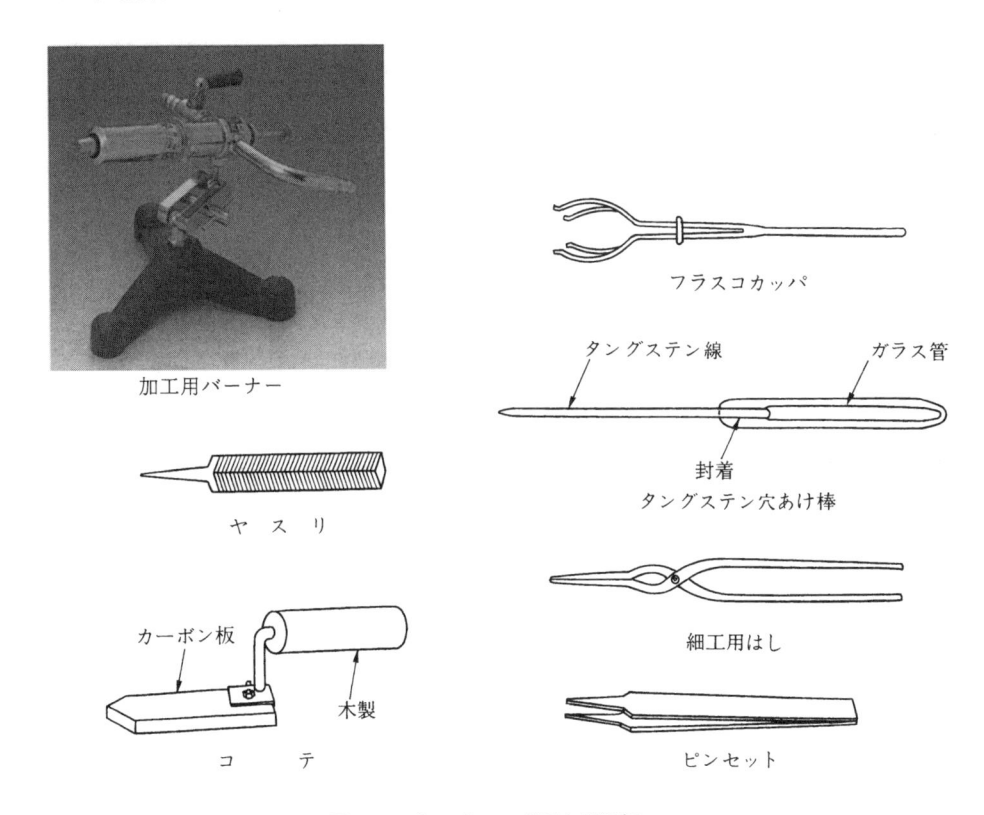

図1.7 ガラス細工に必要な器具類

(C) ガラスの種類と見分け方

細工に用いる一般的なガラス管には表1.6に示すような4種類があり，その選択は使用目的と細工の難易度によって決定される．

ガラス管の種類の見分け方は，

(1) 切り口の色により見分ける黙視方法

(2) 2本のガラス管を溶接した後に引き伸ばし，伸び方によって見分ける溶接引き伸ばし法

の二つの方法がある．

表 1.6 ガラスの種類，軟化温度および成分と性質

種　類	軟化温度	成分と性質
並質（軟質）ガラス	500～550℃	ソーダ石灰ガラス．細工しやすく，ガラス細工用としてよく使われる． 切り口： 帯緑色
硬質ガラス	約600℃	ホウ酸，酸化亜鉛，酸化アルミニウムを加え，ケイ酸成分が多くアルカリが少ない． 細工しにくい． 切り口： 帯黄色
パイレックスガラス	約650℃	硬質ガラスよりもさらにホウ酸，ケイ酸成分を多くしたガラスで，細工がより困難である．酸素バーナーが必要． 切り口： 微黄色
石英ガラス	1650℃	ケイ酸が99.9％以上で，耐熱性および化学的耐性に非常に優れているが，細工が極めて困難で，粘りがないために壊れやすい． 切り口： クリスタル白色

麻生昇平他：「無機化学実験〈改訂版〉」p.46 東京農業大学出版会（1990）

(D) ガラスの切断法

ガラスの切断には，条件によって各種の方法があり，太さ，肉厚，長さによって適切な方法を選択する．

＜切断方法＞

(1) 両手切断法： 直径12～30mm程度のガラス管を切断することができる．
(2) 火切り法： 両手切断ができない場合，酸素混合のできるバーナーを使用し，強力な小炎を用いる．
(3) 種切り法： 切断しようとする箇所にヤスリでキズをつけ，キズの一部に，高温に熱したガラスを接触させて切断する．
(4) 電熱線切断法： 切断しようとする箇所にニクロム線を巻きつけた後に，急激にニクロム線を赤熱させて切断する．
(5) ダイヤモンド切断法： ダイヤモンド粒子のついた円盤にガラスを押し当てて切断する．

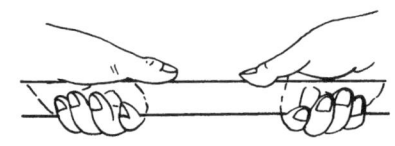

親指でガラスを押え，その他の指は一様にそろえてガラスを握る．両肘は脇腹近くに置き，手首を曲げないようにし，肩に力を入れ，両腕を左右に張る．つまり胸元に握り締めたガラス管を引きつけておき，ヤスリキズを軸に瞬間的に引張り，切断する方法である．

図 1.8　両手切断法（12φmm～30φmm程度のものの場合）

1.5 ガラスの取り扱い方　43

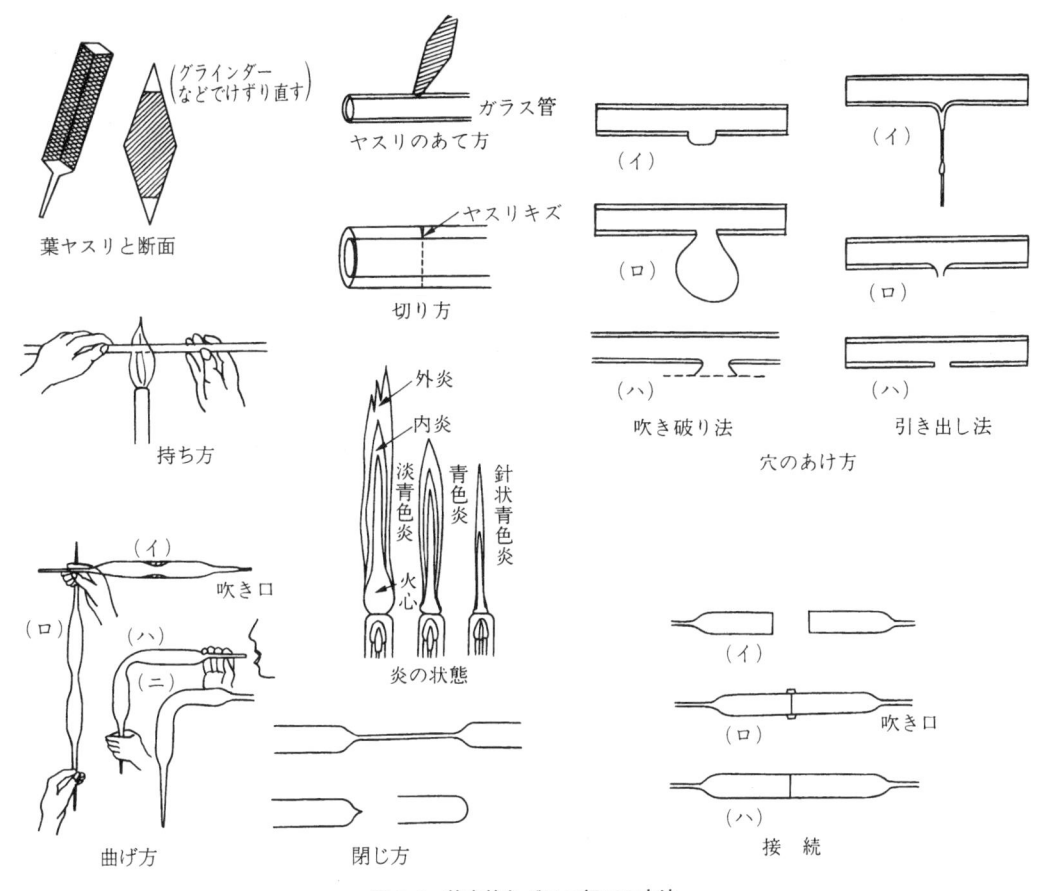

図1.9　基本的なガラス細工の方法

麻生昇平他:「無機化学実験〈改訂版〉」p.47 東京農業大学出版会（1990）

1.6 実験で使用するおもな器具類

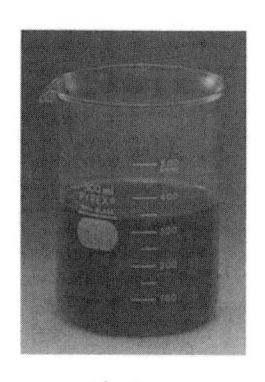

ビーカー 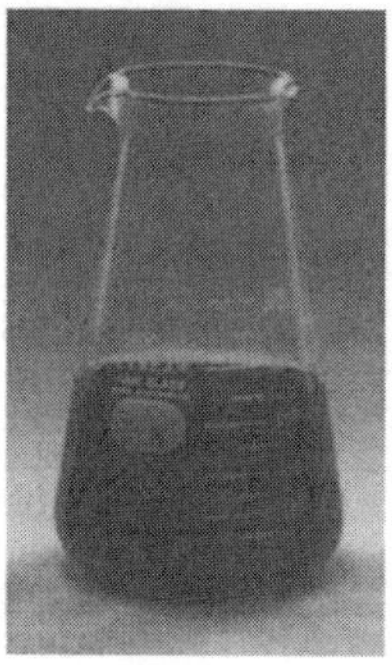　　　コニカルビーカー 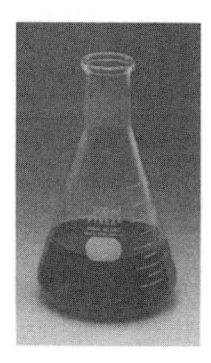　　　三角フラスコ 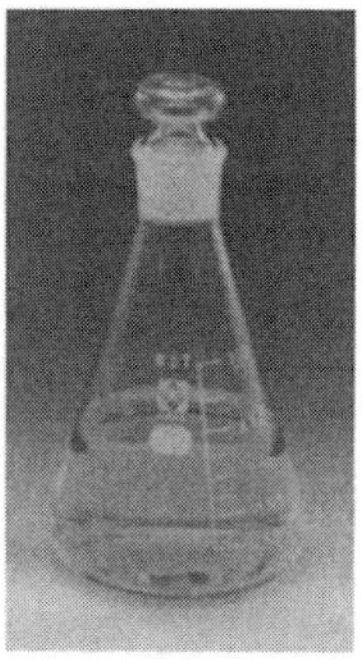　　　共栓付き三角フラスコ

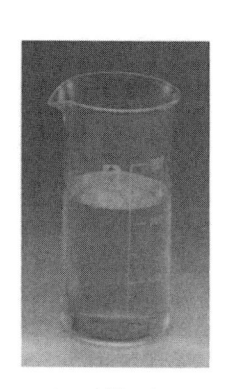

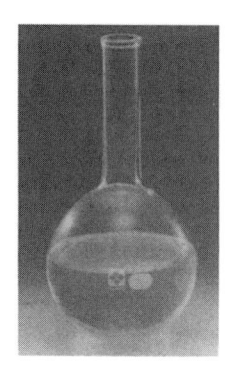

トールビーカー 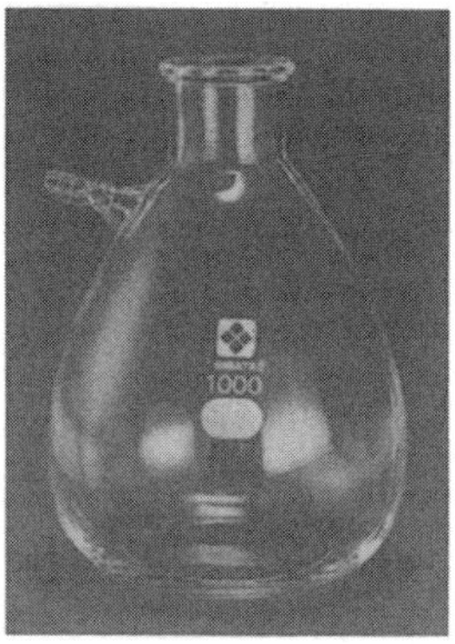　　　吸引瓶 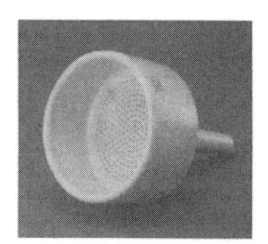　　　ブフナーロート

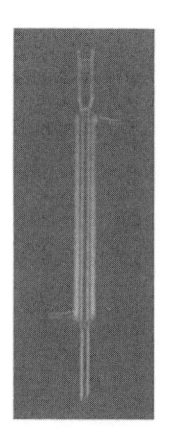

丸底フラスコ　　　リービッヒ冷却管 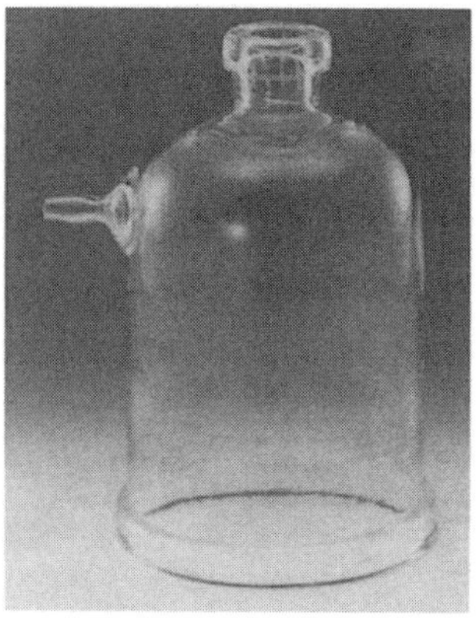　　　吸引ロ過鐘

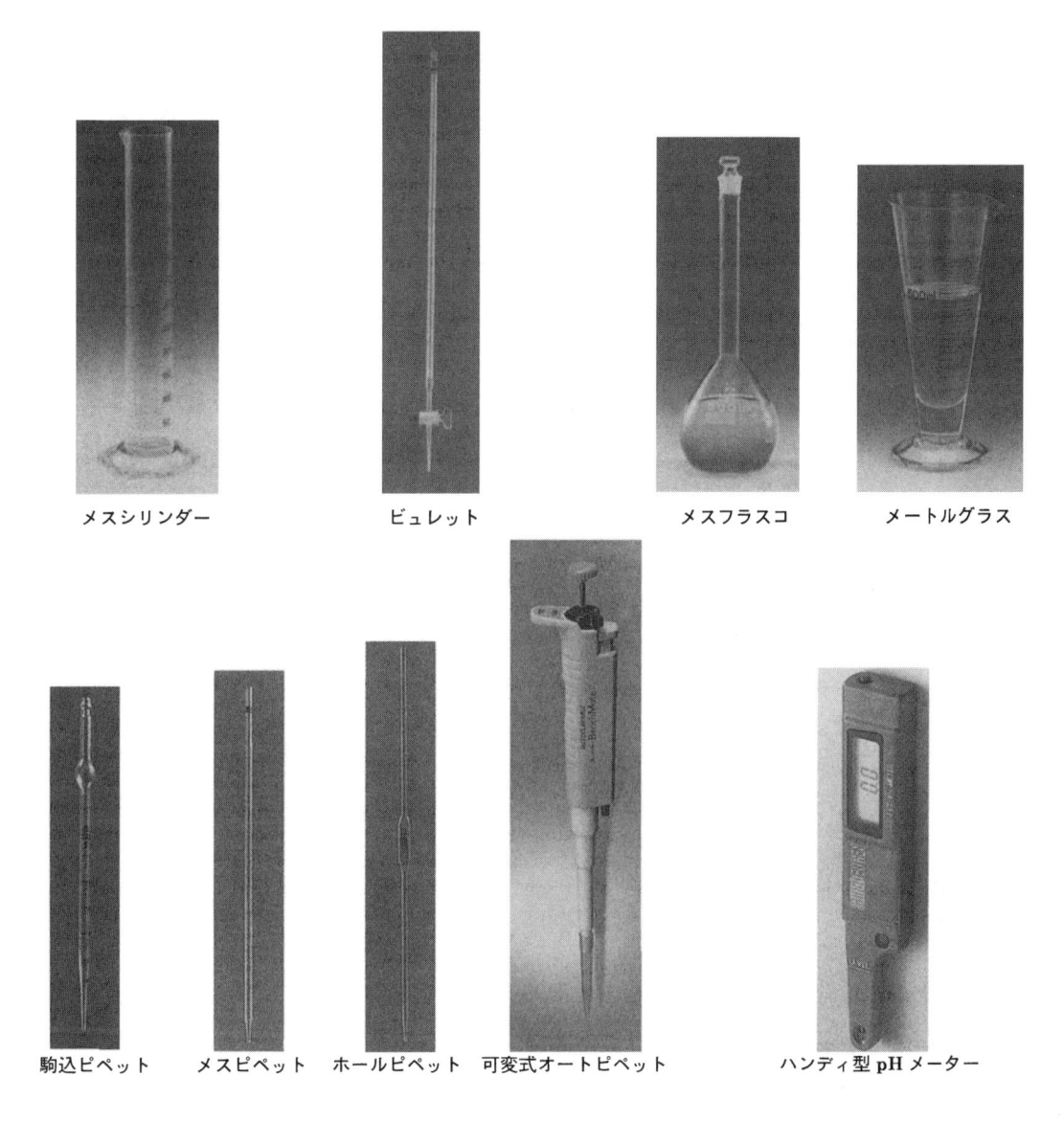

1.6 実験で使用するおもな器具類　45

メスシリンダー　　　　ビュレット　　　　メスフラスコ　　　メートルグラス

駒込ピペット　　メスピペット　ホールピペット　可変式オートピペット　　ハンディ型 pH メーター

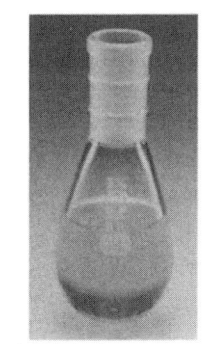

すり合わせナスフラスコ 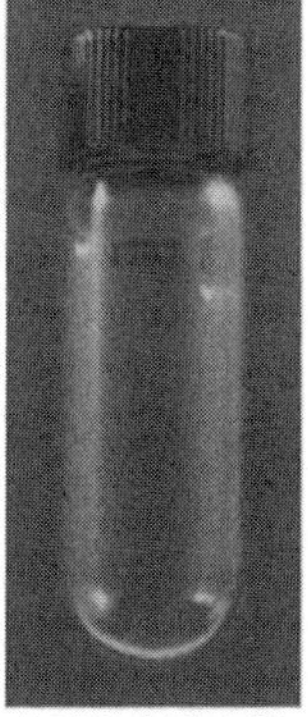　　ネジ付き遠心管 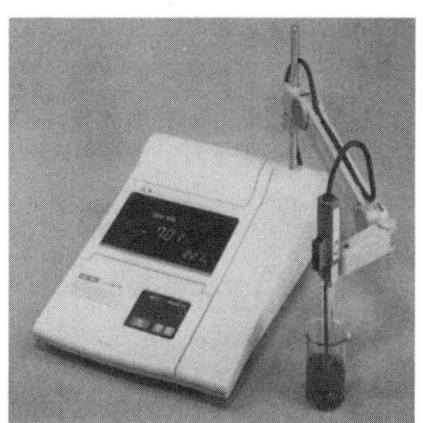　　　　卓上型 pH メーター

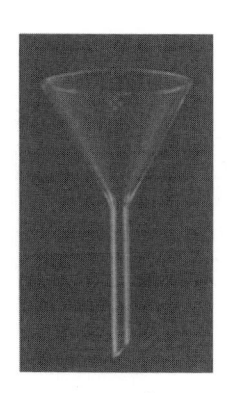

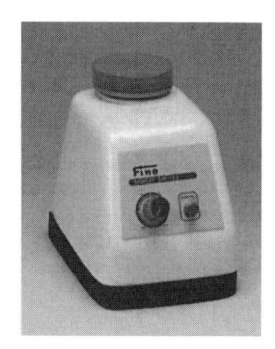

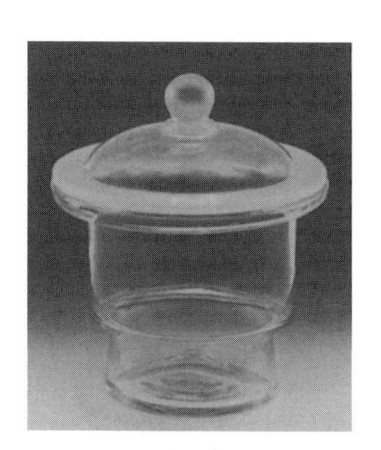

46   1 実験を行うための基礎知識

ロート 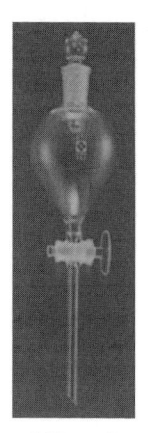　　　　　　　分液ロート　　　　　　タッチミキサー

デシケーター 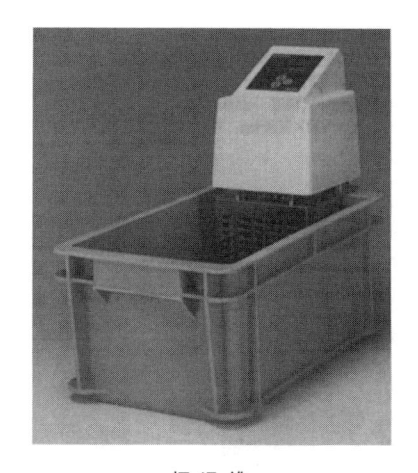　　　　　　　　　恒温槽

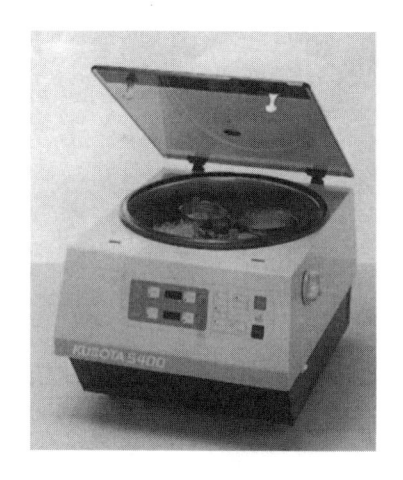

卓上型遠心分離機 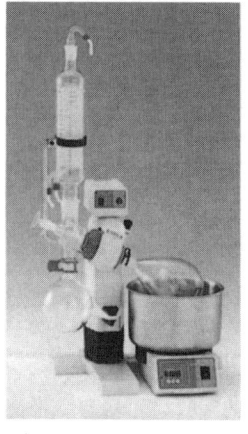　　　　　ロータリーエバポレーター

1.6 実験で使用するおもな器具類   47

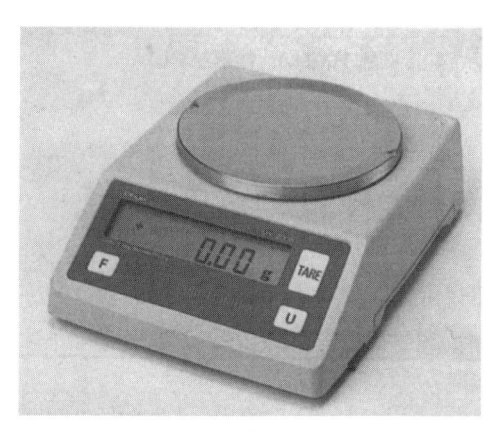

上皿電子天秤

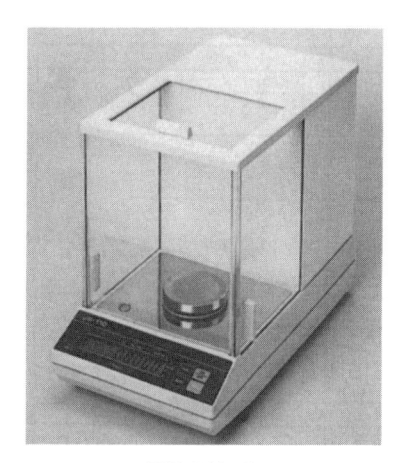

電子分析天秤

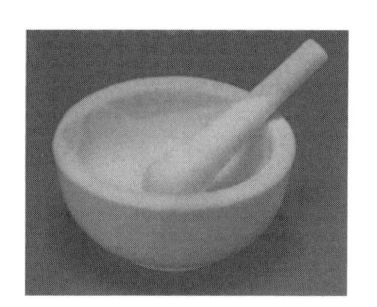

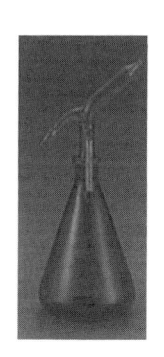

乳　鉢

噴霧器

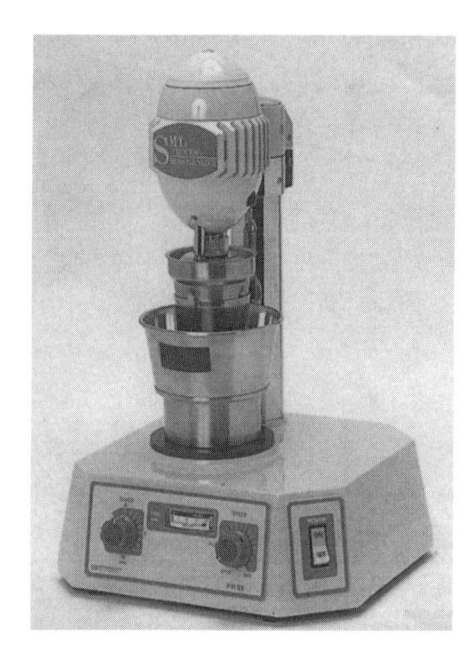

万能ホモジナイザー

2　食品成分の定性分析

2.1　タンパク質の定性

　タンパク質は食品の成分の一つで，生体内では筋肉や血液の主成分であるとともに，調節因子である酵素やホルモンなどの生理活性物質として非常に重要な役割を果たしている．タンパク質は，アミノ酸のカルボキシル基（-COOH）と他のアミノ酸のアミノ基（-NH$_2$）から1分子のH$_2$Oがとれて縮合して生ずるペプチド結合（-CO-NH-）を多数のアミノ酸間で結合したポリペプチドである．

$$\underset{}{H_2N-\underset{R_1}{CH}-COOH} + \underset{}{H_2N-\underset{R_2}{CH}-COOH} \longrightarrow H_2N-\underset{R_1}{CH}-CO-NH-\underset{R_2}{CH}-COOH$$

　ポリペプチドは構成アミノ酸の配列により，そのアミノ酸側鎖で-S-S-結合，水素結合，ファンデルワールス結合やイオン結合などでお互いに結合し，ポリペプチド鎖が折れ曲がったり，らせん状に巻いたりして，立体構造を形成して生理機能を発現している．
　タンパク質の分類はその構成成分より，つぎの三つに分けられる．
(1)　単純タンパク質：　タンパク質のみからできている．
(2)　複合タンパク質：　単純タンパク質に核酸，リン酸，脂質，糖類，色素などが結合しているもの．
(3)　誘導タンパク質：　単純タンパク質または複合タンパク質を物理的方法や化学的方法で変化させたもの．

2.1.1　小麦タンパク質の分離

　食品中のタンパク質は単一成分としては存在せず，種々のタンパク質の混合物として存在している．それらを分類するには表2.1のように溶解度によるタンパク質類の分類が行われ，図2.1のように分画が行われる．水抽出は試料中の塩類によりグロブリン類も抽出されるので，上澄液を水で透析し，析出した画分はグロブリン類とする．塩類溶液としては，3％程度の食塩水が用いられる．希アルカリ，希酸溶液としては10％程度の溶液が用いられる．

操　作
①　小麦粉5gを50ml容遠心管に採り，蒸留水40mlを加える．ふたをして激しく5分間振り混ぜた後に，3000rpmで5分間遠心分離し，上澄液と不溶物に分離する．上澄液を駒込

ピペットで分取し，アルブミン類を得る．

② 遠心管に残った不溶物に3％食塩水40 mlを加え，激しく5分間振り混ぜる．3000 rpmで5分間遠心分離し，上澄液と不溶物に分離する．上澄液を駒込ピペットで分取し，グロブリン類を得る．

③ 遠心管に残った不溶物に70％エチルアルコール40 mlを加え，激しく5分間振り混ぜる．3000 rpmで5分間遠心分離し，上澄液と不溶物に分離する．上澄液を駒込ピペットで分取し，グリアジン類を得る．

④ 遠心管に残った不溶物に0.1％NaOH溶液40 mlを加え，激しく5分間振り混ぜる．3000 rpmで5分間遠心分離し，上澄液と不溶物に分離する．上澄液を駒込ピペットで分取し，グルテニン類を得る．

⑤ 各タンパク質溶液にタンパク質，アミノ酸の定性反応を行い，呈色の強さからタンパク質の大体の抽出効率および各画分の含有アミノ酸について考察する．

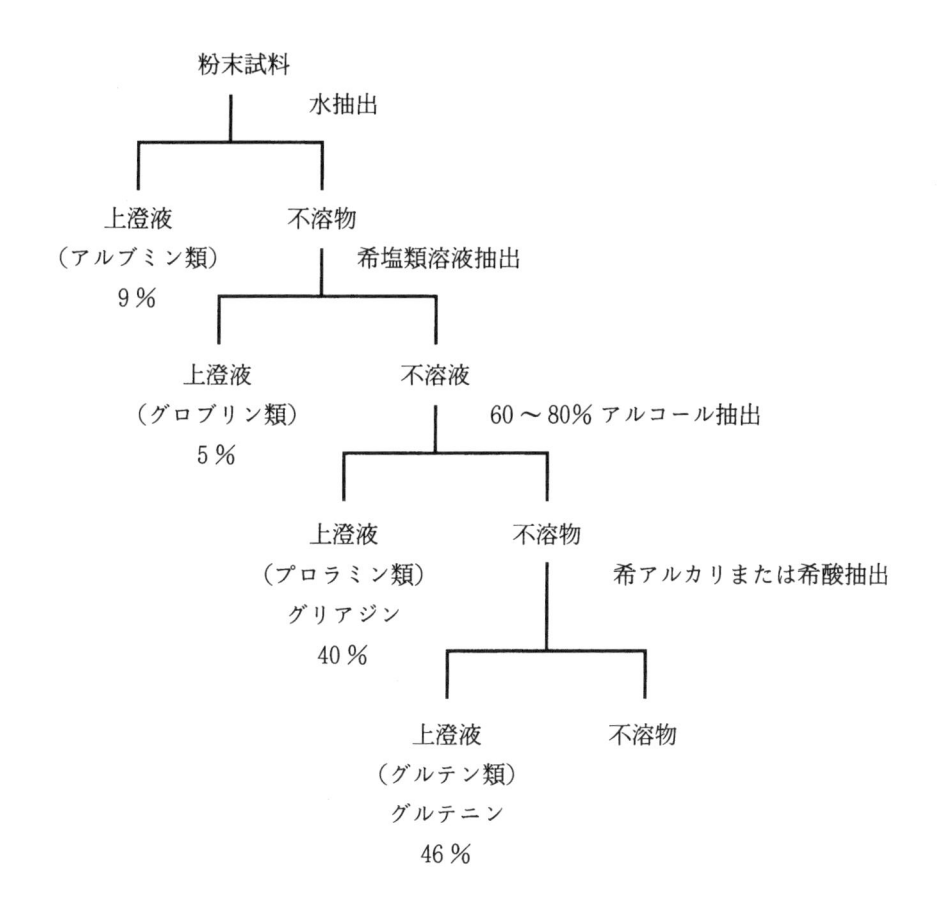

```
                    粉末試料
                       │ 水抽出
              ┌────────┴────────┐
            上澄液              不溶物
         （アルブミン類）           │ 希塩類溶液抽出
            9％         ┌────────┴────────┐
                      上澄液              不溶液
                   （グロブリン類）           │ 60〜80％アルコール抽出
                      5％         ┌────────┴────────┐
                                上澄液              不溶物
                             （プロラミン類）           │ 希アルカリまたは希酸抽出
                              グリアジン    ┌────────┴────────┐
                               40％       上澄液           不溶物
                                      （グルテン類）
                                       グルテニン
                                        46％
```

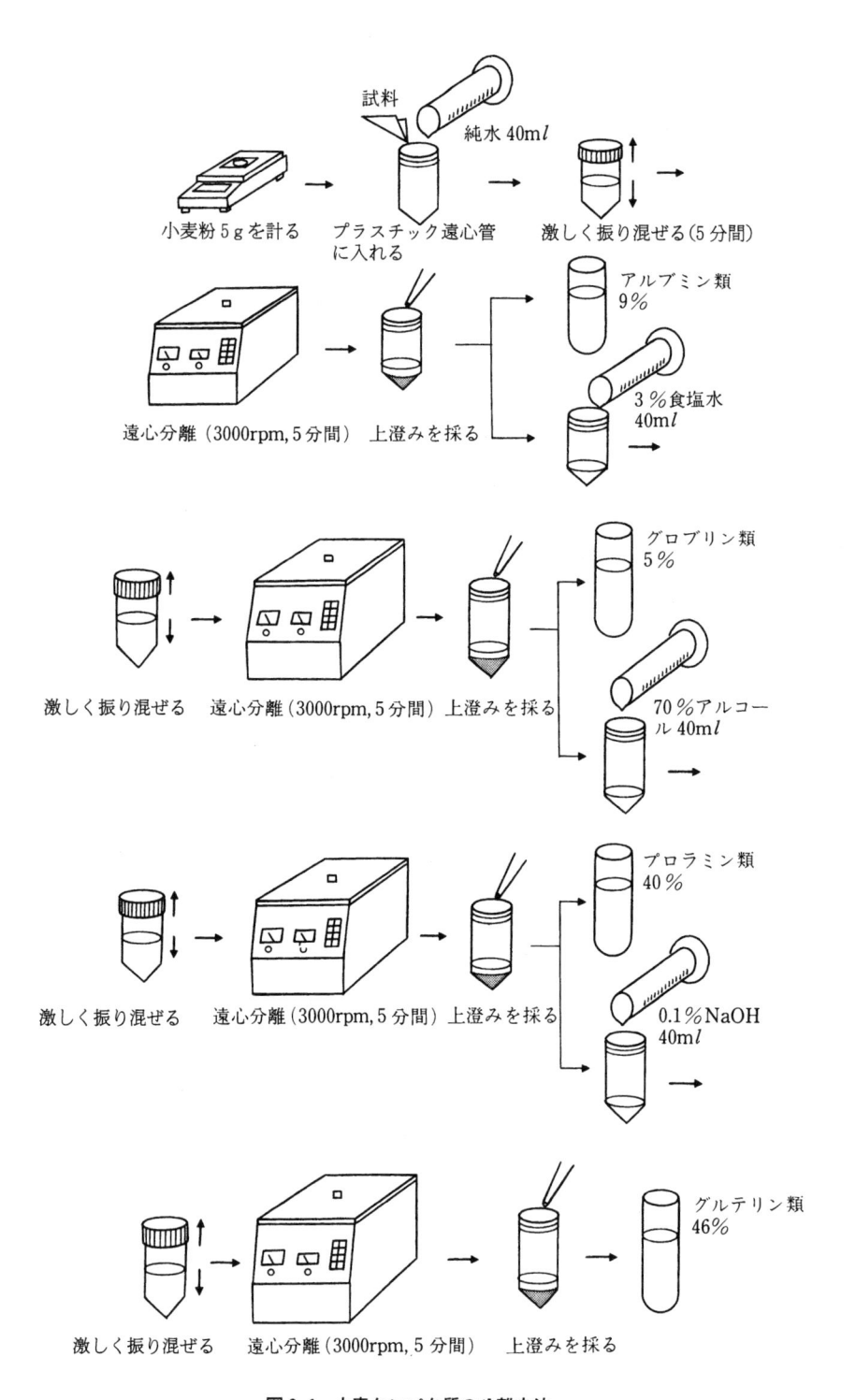

図2.1　小麦タンパク質の分離方法

表 2.1　単純タンパク質の種類と特性

種類	溶解性					タンパク質名と所在
	水	塩類 (0.8%NaCl)	希酸 (pH 4〜5)	希アルカリ (pH 8)	アルコール (0〜80%)	
アルブミン	溶	溶	溶	溶	不溶	アルブミン（血清），コシン（小麦），α-ラクトグロブリン（乳），レグメリン（豆類），オボアルブミン（卵白），ミオゲン（筋肉）
グロブリン	不溶	溶	溶	溶	不溶	グロブリン（血清），β-ラクトグロブリン（乳），グリシニン（大豆），リゾザイム（卵白），ミオシン（筋肉）
グルテリン	不溶	不溶	溶	溶	不溶	グルテニン（小麦），オリゼニン（米）
プロラミン	不溶	不溶	溶	溶	溶	グリアジン（小麦），ホルデイン（大麦），ゼイン（トウモロコシ）
アルブミノイド	不溶	不溶	不溶	不溶	不溶	コラーゲン（結合組織，骨，歯，軟骨など），ケラチン（毛髪，爪，角など），エラスチン（靱帯，動脈などの結合組織）
ヒストン	溶	溶	溶	不溶	不溶	胸腺ヒストン，肝臓ヒストン，赤血球ヒストン，（ほ乳類，鳥類の体細胞核），精子核ヒストン（ほ乳類，魚類など）
プロタミン	溶	溶	溶	溶	不溶	サルミン（さけ），スコムブリン（さば），クルペイン（にしん）など魚類の精子核

鈴木隆雄他：「最新食品学総論・各論」p.51 学建書院（1997）

小麦タンパク質のアミノ酸組成は表 2.2 に示す.

表 2.2 小麦タンパク質のアミノ酸組成

(mol/アミノ酸 1000 mol)

アミノ酸	グルテン	アルブミン	グロブリン	グリアジン	グルテニン
ASP	29.5	69.8	60.4	28.4	36.5
GLU	327.2	140.0	51.0	344.5	288.5
THR	27.5	27.9	48.3	24.4	34.5
SER	60.8	51.6	110.8	61.3	69.5
TYR	26.0	21.6	16.3	18.3	24.8
水素結合を形成しうる全アミノ酸	471.0	310.9	286.8	476.9	453.9
PRO	147.7	85.0	36.4	162.4	119.0
GLY	54.5	48.1	95.0	30.7	75.3
CYS	22.2	65.2	134.0	33.2	26.1
MET	13.8	0	3.6	12.5	14.2
ALA	36.5	72.6	61.1	32.7	43.8
VAL	46.7	80.9	23.6	47.6	48.1
ILU	40.4	36.7	13.7	43.5	37.1
LEU	67.9	95.2	90.1	69.3	65.3
PHE	40.3	35.5	24.5	42.9	36.4
TRP	6.4	ND	ND	4.3	12.6
全疎水性アミノ酸	252.0	320.9	216.6	252.8	257.5
LYS	12.5	87.3	106.4	5.7	19.8
HIS	18.0	32.1	17.7	18.6	19.0
ARG	22.2	50.1	106.5	19.9	29.8
全塩基性	52.7	169.5	230.6	44.2	68.6

J. D. Schöfield and M. R. Booth. In: Developments of Food Proteins. 2, B. F. J. Hudson, et. Applied Sci. Pub., London (1983), pp 1-65

2.1.2 分離したタンパク質とアミノ酸の呈色反応

(A) タンパク質に共通な呈色反応

(a) ビウレット反応

(1) タンパク質溶液 1 ml に 10％水酸化ナトリウム溶液 1 ml を加え，1％硫酸銅溶液 1～2 滴を加える．

(2) 赤紫色を呈する．

(3) 硫酸銅溶液の添加量を増すと，赤－赤紫－紫青色と変化する．

　　　　（－CO－NH－を 2 個以上もつ化合物の反応）

(b) ニンヒドリン反応

(1) 試料溶液（pH 4～8）1 ml に新鮮な 1％ニンヒドリン/エタノール溶液 1 滴を加える．

(2) 2～3分間，沸騰浴中で煮沸して放置する．
(3) 赤紫色または青色になる．（プロリンは黄色，ヒドロキシプロリンは橙色）
　＊　0.1％ NaOH で抽出したグルテニン画分はアルカリ性なので酢酸を数滴入れて pH を調整する．

(B) アミノ酸の反応

(a) アルギニンの反応（坂口反応）
(1) 試料 1 ml に 10％水酸化ナトリウム溶液 1 ml を加えてアルカリ性とする．
(2) 0.1％ α-ナフトール／70％エタノール溶液を 2～3 滴加え 3 分間氷冷する．
(3) 次亜塩素酸ナトリウム（NaOCl）の 5％水溶液を数滴加える．
(4) 赤色となる．

$$\text{（グアニジン基　} H_2N-\underset{\parallel}{\overset{NH}{C}}-NH- \text{　の反応）}$$

(b) チロシンの反応（キサントプロテイン反応）
(1) 試料 1 ml に濃硝酸 0.5 ml を加えると白沈を生じ（液の pH によっては白沈しないことがある），数分間沸騰水中で加熱すると黄色になる．
(2) 冷却後，濃アンモニア水 1 ml を加えると橙黄色になる．
　　　（フェニルアラニン，トリプトファンも反応する）

(c) トリプトファンの反応（アダムキービッツ反応）
(1) 試料 0.5 ml に酢酸 2 ml を加える．
(2) 濃硫酸 1 ml を管壁に沿って静かに加える．
(3) 両液の境界に赤紫色（または緑色）の色環ができる．
(4) 混合すれば全体が美しい赤紫色になる．（インドール化合物の反応）

(d) シスチン，システインの反応（硫化鉛反応）
(1) 試料 1 ml に 40％水酸化ナトリウム水溶液 1 ml を加える．
(2) 10％酢酸鉛溶液を 1 滴加える．
(3) 沸騰水中で 5～10 分間加熱すると灰黒色または黒色となる．
　＊　グルテニン画分は 70％アルコール溶液なので，ニンヒドリン反応，キサントプロテイン反応および硫化鉛反応で加熱すると突沸するのであらかじめアルコールを蒸発させ，蒸発分を水で補ってから実験した方が安全である．

2.2 脂質の定性

脂質は生体にとってエネルギー源の一つであるとともに，生体膜を構成する重要な成分である．脂質は一般に，水に不溶性で脂溶性有機溶媒に溶ける．脂質は以下のように大別される．

(1) 基本脂質： 脂肪酸，グリセロール，ステロール，炭化水素など単純脂質と複合脂質を構成する成分の中でエーテル可溶性の単一成分．

(2) 単純脂質： 油脂，ロウ，グリセロールエーテルのことをいい，脂肪酸，脂肪アルデヒドとアルコール類のエステル．

(3) 複合脂質： リン脂質，糖脂質，アミノ脂質などがあり，アルコール類と脂肪酸とのエステルにリン酸，糖あるいはアミノ酸を含むもの．

脂質の検出や定性方法には様々な方法があるが，ここではシリカゲルカラムクロマトグラフィー（CC）と薄層クロマトグラフィー（TLC）を組み合わせた分離方法と検出試薬の違いによる単純脂質と複合脂質の定性について説明する．

(A) カラムクロマトグラフィーによる脂質の分離

(a) 器　具　① カラム管（φ1 cm×10 cm 程度，ストップコック付き），② すり合わせ付きナス型フラスコ，③ ロータリーエバポレーター，④ ビーカー，⑤ 三角フラスコ，⑥ 駒込ピペット

(b) 試　薬　① クロロホルム，② アセトン，③ メタノール

(c) 操　作

① 120℃で2時間活性化したシリカゲル1gをクロロホルム5 mlに懸濁し，脱脂綿を詰めたカラムに，均一に充填する．

② クロロホルム・メタノール混濁により抽出*した後に，濃縮した総脂質のクロロホルム溶液約1 mlをカラムに注入する．（脂質重量：シリカゲル＝1：75以下で行う）

③ 流速2〜3 ml/分でクロロホルム10カラム容，アセトン10カラム容，メタノール10カラム容の順に溶媒を流し，中性脂質，糖脂質，リン脂質をナス型フラスコに分画する．

④ エバポレーターで濃縮し，少量のクロロホルムに溶かしTLCの試料とする．

＊ クロロホルム/メタノールで抽出することをCM抽出と一般的によんでいる．

(B) TLCによる分離

(a) 器　具　① 薄層板，② スポット用キャピラリー管，③ 展開層，④ 噴霧器，⑤ 紫外線ランプ

(b) 試　薬

〈展開溶媒〉

① ヘキサン：ジエチルエーテル：酢酸（80：20：1）……中性脂質
② クロロホルム：メタノール：水（65：25：4）……糖脂質，リン脂質

(c) 操　作

① カラムクロマトで分画した各脂質を各々の条件にあった展開溶媒で展開する．
② 乾燥後に発色液を噴霧して発色したスポットの色と Rf 値*から分離した脂質を同定する．

(d) 同定方法

① 0.01％ローダミン6G/エタノール溶液を噴霧後，湿っている間に紫外線（UV）を照射すると，黄色か青色を呈する．
② 50％硫酸水溶液を噴霧し，100～120℃で15分間ほど加熱すると全脂質（炭化水素）が黒褐色のスポットとなる．
③ 0.5％モリブデン酸アンモニウム/4N-硫酸溶液を噴霧後，直ちに0.01％アスコルビン酸水溶液を噴霧し，100～120℃で10分間ほど加熱するとリン脂質が青色のスポットとなる．
④ 0.3％ニンヒドリン/水飽和ブタノール溶液を噴霧後，100～120℃で10分間ほど加熱すると，アミノ基をもつ脂質が赤色のスポットとなる．
⑤ 0.2％アンスロン/硫酸溶液を噴霧後，100～120℃で10分間ほど加熱すると，糖脂質は青色のスポットとなる．

【* Rf（Rate of flow）値の求め方】

$$Rf = \frac{薄層板にスポットした点（原点）からの試料中の各成分の移動距離}{薄層板にスポットした点（原点）からの展開溶媒の移動距離}$$

この式によって求められる Rf 値は使用する薄層板と展開溶媒に対する物質の固有の値である．

脂質の分画

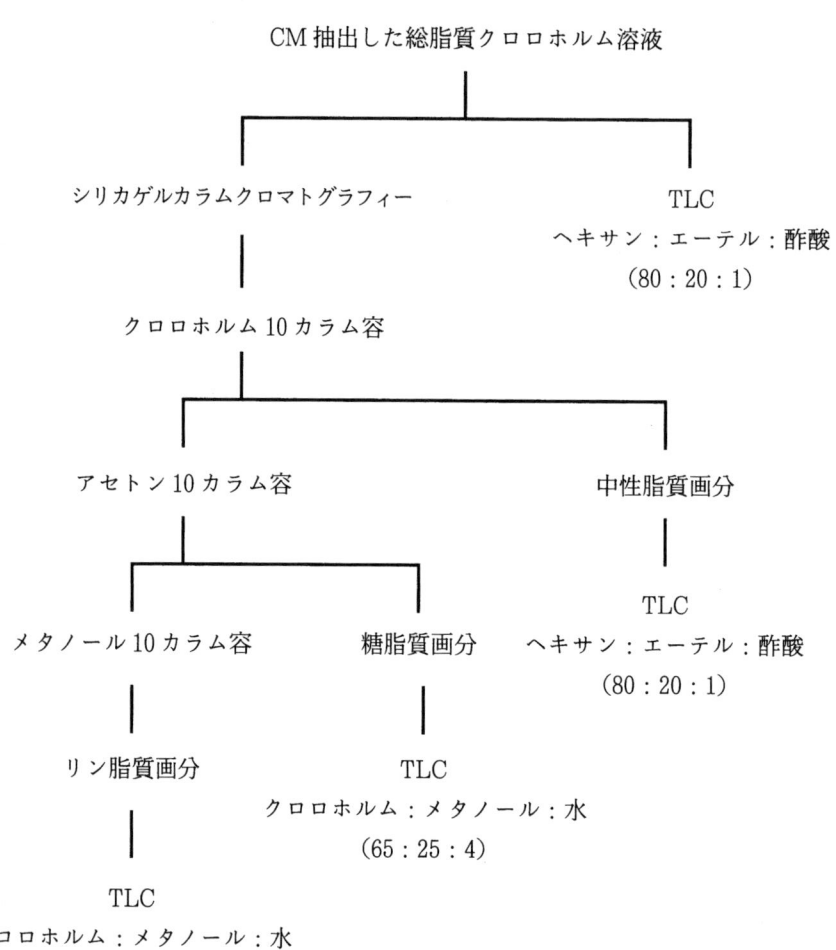

```
CM 抽出した総脂質クロロホルム溶液
            │
   ┌────────┴────────────┐
シリカゲルカラムクロマトグラフィー    TLC
            │            ヘキサン：エーテル：酢酸
            │                （80：20：1）
    クロロホルム 10 カラム容
            │
   ┌────────┴────────┐
 アセトン 10 カラム容      中性脂質画分
     │                      │
 ┌───┴──────┐              TLC
メタノール10カラム容  糖脂質画分   ヘキサン：エーテル：酢酸
     │          │            （80：20：1）
  リン脂質画分   TLC
     │      クロロホルム：メタノール：水
    TLC          （65：25：4）
クロロホルム：メタノール：水
    （65：25：4）
```

2.2 脂質の定性　57

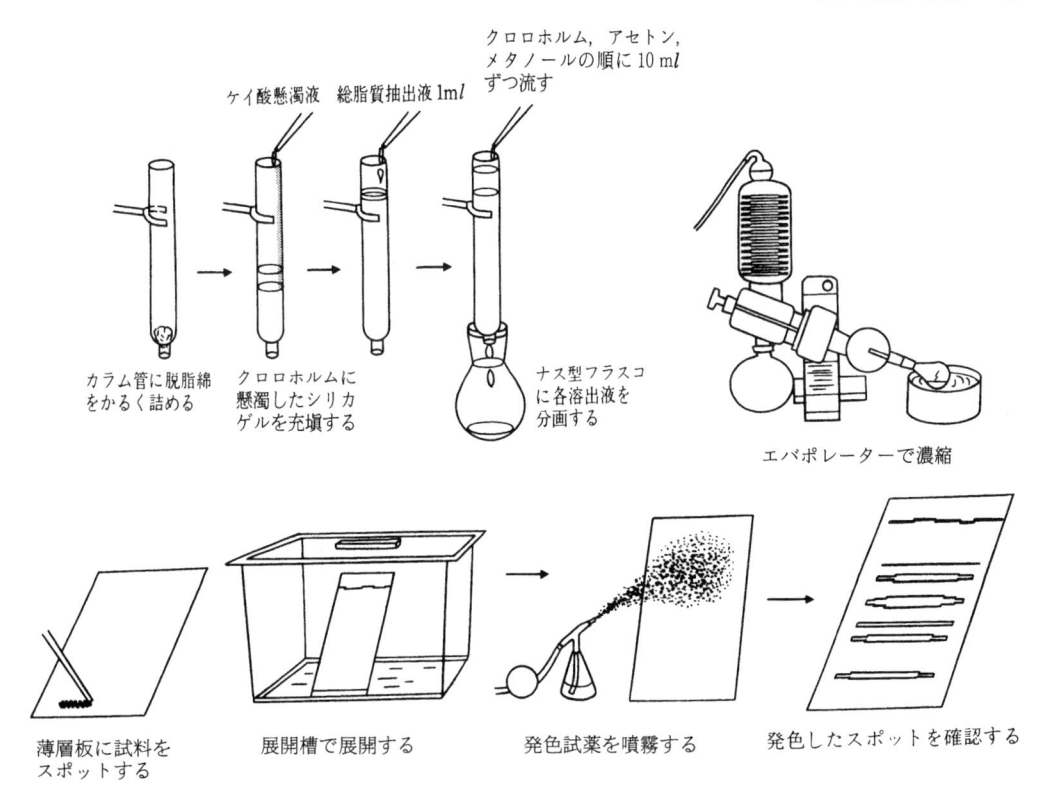

図2.2　脂質の分画と薄層クロマトグラフィーによる定性

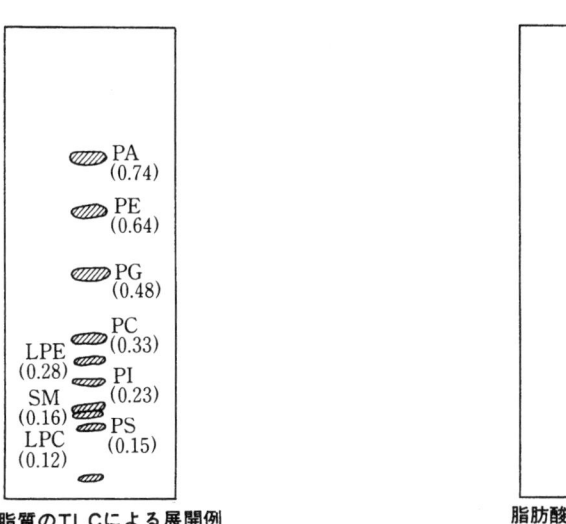

リン脂質のTLCによる展開例

溶媒：クロロホルム：メタノール：水（65:25:4）
PA：ホスフェチッド酸，PE：ホスファチジルエタノールアミン，PG：ホスファチジルグリセリン，PC：ホスファチジルコリン，LPE：リゾホスファチジルエタノールアミン，PI：ホスファチジルイノシトール，SM：スフィンゴミリン，PS：ホスファチジルセリン，LPC：リゾホスファチジルコリン

脂肪酸等の混合物のTLCによる展開例

溶媒：ヘキサン：エーテル：酢酸（80:20:1）
CE：コレステロールエステル
TG：トリアシルグリセリン
FFA：遊離脂肪酸
FC：遊離コレステロール
PL：リン脂質

2.3 糖類の定性

　糖類は炭水化物のうち繊維を除いたもので，食品中に含まれる糖類のうち動物の主要なエネルギー源となるグルコースとその縮合体であるデンプンは特に栄養学的に重要な意義をもつ糖類である．天然に存在する糖類はつぎのように大別される．

(1) 単　糖　類：　ブドウ糖，果糖，マンノース，リボースなど
(2) 少　糖　類：　ショ糖，麦芽糖，乳糖
(3) 多　糖　類：　デンプン，セルロース，ペクチン
(4) 誘導糖類：　ソルビトール，グルクロン酸など

　これらの糖類は化学的に異なる性質をもち，その性質の違いを利用して種々の化学反応により区別することが可能である．ここではいくつかの代表的な糖の検出反応を行って糖類の化学的性質の違いを知る．

キシロース　　　ブドウ糖（D-グルコース）　　　果糖（D-フルクトース）

麦芽糖（マルトース）　　　ショ糖（シュクロース）　　　乳糖（ラクトース）

デンプンの基本構造

セルロース

（A） 糖類全般の反応

（Ⅰ） モーリッシュ反応

(a) 試薬 ① 5% α-ナフトール/エタノール溶液（α-ナフトール5gをエタノールに溶解し100 mlとする），② 濃硫酸

(b) 操作

① 試験管に試料溶液1 mlを採り，α-ナフトール試薬2～3滴を加えよく撹拌する．
② 試験管を傾け，器壁を伝わらせながら静かに濃硫酸2 mlを駒込ピペットで加える．
③ 濃硫酸は下層に沈み2層となり，境界面に赤紫色のリングができる．

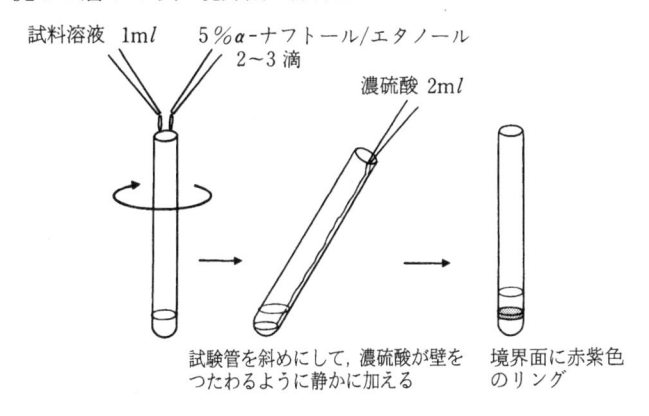

図2.3 モーリッシュ反応

（Ⅱ） アンスロン反応

(a) 試薬 0.2%アンスロン試薬：アンスロン0.2gを95 mlの濃硫酸に溶解した後に純水5 mlを加える．（純水を加える際に発熱するので注意する）

(b) 操作

① 試料1 mlを試験管に採り，これにアンスロン試薬2 mlを加えよく撹拌する．
② 糖の存在下で初めは緑色，後に青緑色を呈する．

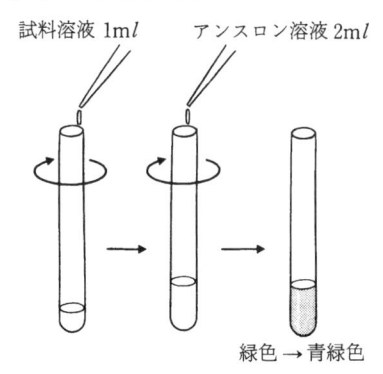

図2.4 アンスロン反応

(B) 還元糖の反応

フェーリング溶液によってブドウ糖や果糖は還元性を示す．これはアルデヒドおよびα-オキシケトンに特有の反応で，遊離のカルボニル基あるいはこれを生成するヘミアセタール性水酸基を構造の中にもつ糖類は全て還元反応を示す．

$$\underset{\alpha}{\overset{\overset{O}{\|}}{-C}}-\overset{\overset{OH}{|}}{\underset{\underset{OH}{|}}{C}}- \xrightarrow{Cu^{2+}} \left[\overset{\overset{O}{\|}}{-C}-\overset{\overset{OH}{|}}{\underset{\underset{OH}{|}}{C}}-\right] \longrightarrow \overset{\overset{O}{\|}}{-C}-\overset{\overset{O}{\|}}{C}-$$

単糖は弱アルカリ性の溶液中で銅イオン（Cu^{2+}）を添加するフェーリング反応，ベネディクト反応以外にも銀イオン（Ag^{2+}）による銀鏡反応，フェリシアンイオン$Fe(CN)_6^{3-}$あるいはビスマスイオン（Bi）により酸化される．これらの還元反応は糖以外の定性あるいは定量法にも広く応用されている．

(I) フェーリング反応

(a) 試　薬　① フェーリングA液： 硫酸銅69.3gを純水に溶かし1Lとする．

② フェーリングB液： 酒石酸カリウムナトリウム364g，水酸化ナトリウム130gを純水に溶かし1Lとする．

(b) 操　作

① A，B両液を1mlずつ試験管に採る．

② 試料1mlを加え沸騰水浴中で加熱する．還元糖の存在下では銅が還元されて赤褐色の沈殿を生じる．

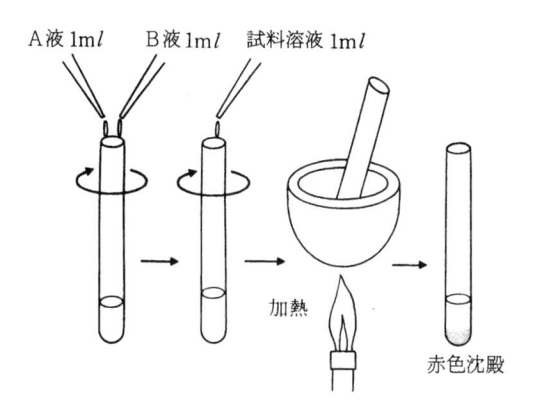

図2.5 フェーリング反応

(Ⅱ) ベネディクト反応

(a) 試　薬　　ベネディクト試薬： クエン酸ナトリウム173 g，無水炭酸ナトリウム90 gを600 ml程度の温水に溶かし850 mlにする．別に硫酸銅・5水和物17.3 gを純水100 mlに溶かし，これを先のクエン酸溶液に撹拌しながら少しずつ加え純水で1 Lにする．

(b) 操　作
① ベネディクト試薬5 mlを試験管に採り，試料8滴を加え沸騰水浴中で3分間加熱する．
② 水冷すると糖の量に応じて，赤，黄，青色の沈殿を生じる．

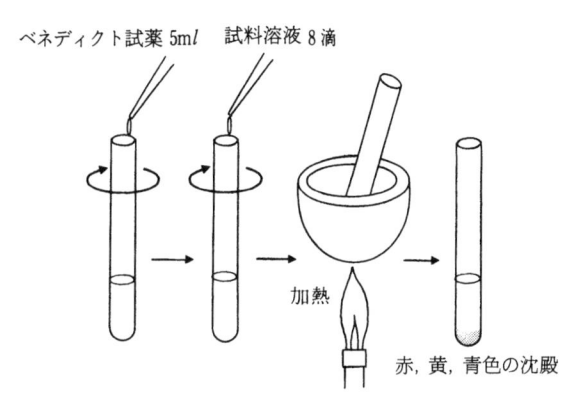

図2.6　ベネディクト反応

(C) 単糖類と還元少糖類の区別

(Ⅰ) バーフォード反応

(a) 試　薬　　バーフォード試薬： 酢酸銅34 gを450 mlの沸騰水に溶かし，直ちに8.5％乳酸25 mlを加えて撹拌し，冷却後純水で500 mlとする．

(b) 操　作
① バーフォード試薬5 mlを試験管に採り，試料を1 ml加え沸騰水浴中で加熱する．
② 管底に沈殿物が生じるまでの時間を5分間毎に観察し，その時間を比較する．

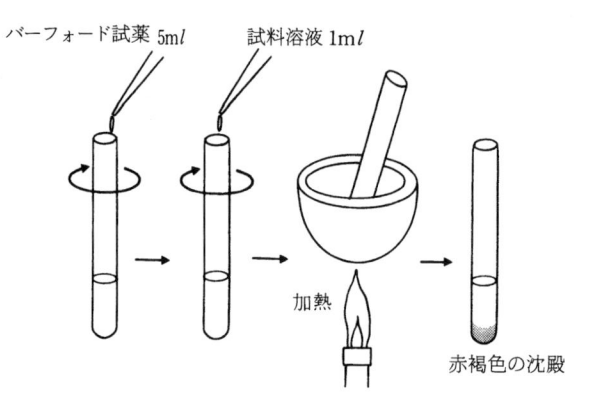

図 2.7 バーフォード反応

(D) 多糖類の反応

(I) ヨウ素デンプン反応

(a) 試　薬　ヨウ素ヨウ化カリウム溶液： ヨウ化カリウム 0.7 g を純水 15 ml に溶かす．0.3 g のヨウ素を入れたフラスコにヨウ化カリウム溶液を加えてヨウ素を溶かした後，純水で 100 ml にする．

(b) 操　作

① 試料 1 ml を試験管に採り，これにヨウ素ヨウ化カリウム溶液を 1～2 滴加える．

② デンプンの存在で濃青色を呈する．

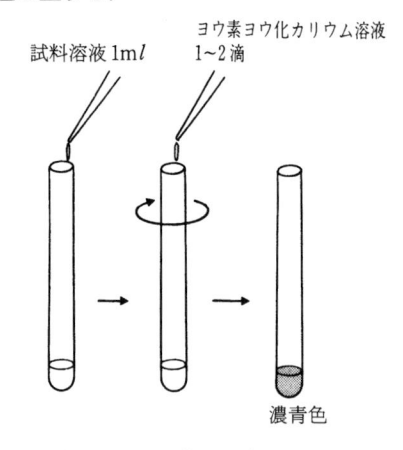

図 2.8 ヨウ素デンプン反応

これらの糖質の定性反応の結果は以下のような表にまとめる．

試料/反応	モーリッシュ	アンスロン	フェーリング	ベネディクト	バーフォード	ヨウ素デンプン

2.4 ビタミン類の定性

ビタミンは生体の生理作用調節を行うために必須の栄養素で，しかも体内で合成することの困難な有機化合物である．ビタミン類は溶解性により水溶性と脂溶性に分類される．その分類は以下のようである．

(1) 水溶性ビタミン： B_1, B_2, B_6, B_{12}, ナイアシン，葉酸，ビオチン，パントテン酸，コリン，イノシトール，C

(2) 脂溶性ビタミン： A, D, E, K

(3) ビタミン様の作用を示すもの： P, リポ酸，カルニチン，ユビキノン，パラアミノ安息香酸

これらのビタミン類の定性，定量方法については様々な方法が報告されているので個々の詳細については，それらを参照して頂きたい．ここでは，我々の食生活の中でも身近でよく名前を聞く B_1, B_2, A の定性実験について述べる．

2.4.1 ビタミン B_1 と B_2 の定性

(A) ビタミン B_1 の定性

B_1 は水溶性ビタミンの代表的なものの一つで，チアミンともよばれ白色の結晶である．食品中では遊離型と結合型が存在し，後者はリン酸エステル（mono, di, tri）が一般には多い．定性的には p-アミノアセトフェノン（ジアゾ化試薬）をアルカリ性で反応させると赤紫色の色素を生成するジアゾ反応，アルカリ性でフェリシアン化カリウム（赤血塩）で酸化することにより青紫色の蛍光物質であるチオクロムを生成するチオクロム蛍光法がある．

《強化米中の B_1 の検出》

(a) 器　具　① 化学天秤，② 50 ml 容遠心管，③ ネジ付き試験管，④ ビーカー，⑤ ロート，⑥ メスシリンダー，⑦ 紫外線ランプ

(b) 試　薬　① 1N-NaOH，1％フェリシアン化カリウム，② n-ブタノール

(c) 操　作
① 粉砕した強化米約 1g を秤量して遠心管に採る．
② 純水 20 ml をメスシリンダーで計り，遠心管に加える．
③ ふたをして強振し，抽出する．
④ ロートの底に脱脂綿を軽く詰め，抽出液を口過する．

⑤ ロ液に 1 N–NaOH を 0.5 ml 加えよく撹拌後，2 ml を試験管に採る．
⑥ 1% フェリシアン化カリウム 0.5 ml を加えて撹拌し，酸化させる．
⑦ n-ブタノール 2 ml を加えて撹拌し，ブタノール層にチオクロムを転溶させる．
⑧ 暗室で紫外線ランプを横から照射してブタノール層の蛍光を観察する．

(B) ビタミン B_2 の定性

ビタミン B_2 はリボフラビンともよばれ橙黄色の結晶である．食品中にはフラビンモノヌクレオチド（FMN）やフラビンアデニンジヌクレオチド（FAD）として存在することが多い．リボフラビンは，中酸性では光に対しても安定であるが，アルカリ性下では光を照射するとルミフラビンという物質に変化する．ルミフラビンは酸性下でクロロホルムに溶解するので，この性質を利用して他の蛍光物質と分離して測定する方法をルミフラビン蛍光法という．

《強化米中の B_2 の定性》

(a) 器　具　① 化学天秤，② 50 ml 容遠心管，③ ネジ付き試験管，④ ビーカー，⑤ ロート，⑥ メスシリンダー，⑦ 紫外線ランプ，⑧ 光分解装置

(b) 試　薬　① 1 N–NaOH，② 6 N–HCl，③ クロロホルム

(c) 操　作
① 粉砕した強化米約 1 g を秤量して遠心管に採る．
② 純水 20 ml をメスシリンダーで計り，遠心管に加える．
③ ふたをして強振し，抽出する．
④ ロートの底に脱脂綿を軽く詰め，抽出液をロ過する．
⑤ ロ液に 1 N–NaOH を 0.5 ml 加えよく撹拌後，2 ml を試験管に採る．
⑥ 光分解装置中で 30 分間光分解する．
⑦ 6 N–HCl 1 ml を加えて液性を酸性とした後クロロホルム 3 ml を加えて撹拌し，クロロホルム層にルミフラビンを転容させる．
⑧ 暗室で紫外線ランプを横から照射してクロロホルム層の蛍光を観察する．

ビタミンB_1とB_2の定性

```
粉砕した強化米（約1g）を秤量
    │
    ├── 純水（20 ml）
    │
1分間強振した後，ロ過する
    │
    ├── 1 N-NaOH（0.5 ml）
    │
┌───┴────────────────┐
ロ液（2 ml）         ロ液（2 ml）
    │                   │
    │                   ├── 1% $K_3[Fe(CN)_6]$（0.5 ml）
    │                   │
光分解（30分間）      撹拌
    │                   │
    ├── 6 N-HCl（1 ml）  ├── ブタノール（2 ml）
    ├── クロロホルム（3 ml）
    │                   │
遠心分離（3000 rpm, 5分間）  遠心分離（3000 rpm, 5分間）
    │                   │
紫外線照射して下層（クロロホル  紫外線照射して上層（ブタノール層）
ム層）を観察（ビタミン$B_2$）  を観察（ビタミン$B_1$）
```

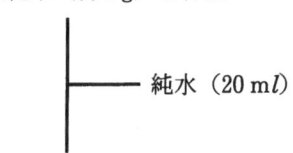

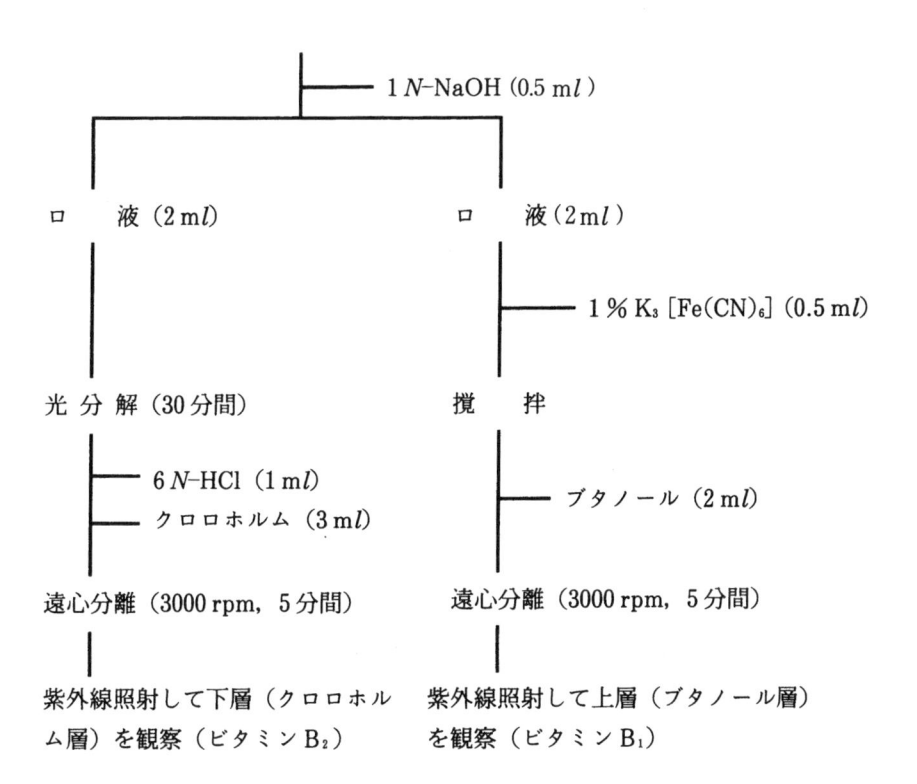

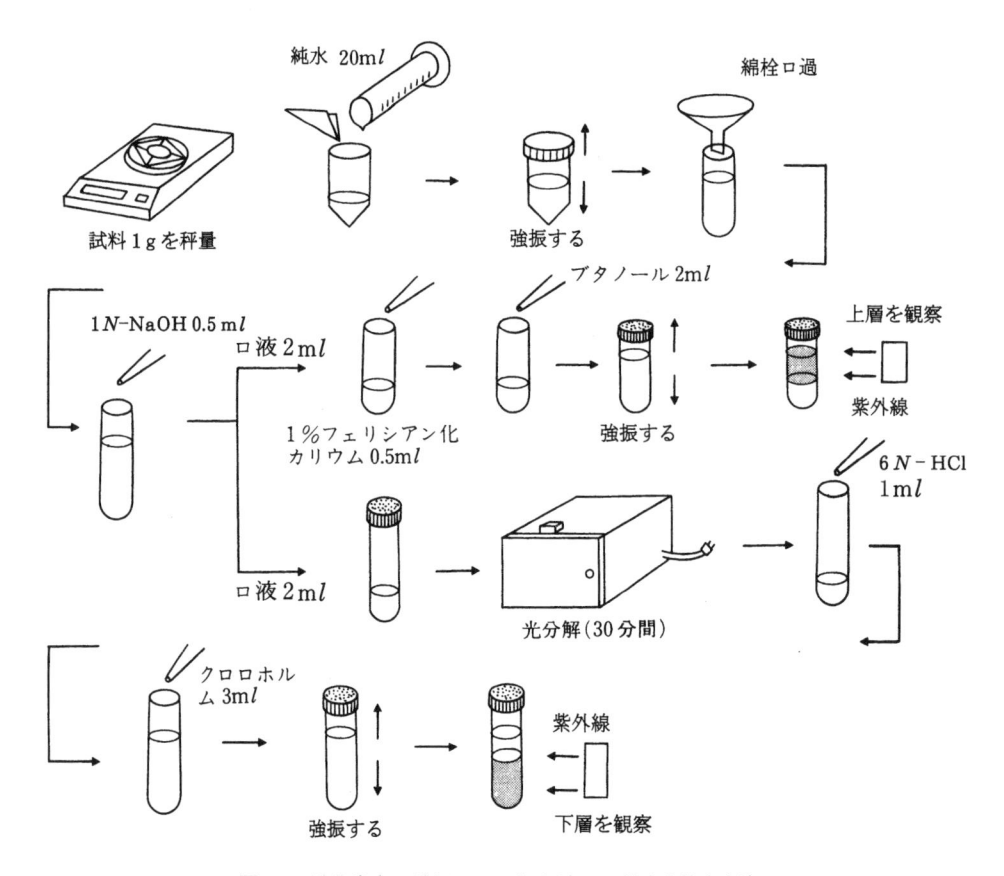

図 2.9 強化米中のビタミン B_1 および B_2 の抽出と検出方法

2.4.2 ビタミンAの定性

ビタミンAは脂溶性ビタミンの一つで,その類縁化合物を総称してレチノイドともよばれる.ビタミンAは動物性食品にのみ含まれており,植物性食品には前駆体物質であるβ-カロテンなどのカロテノドとして存在する.Aの定性試験法としてはカールプライス反応による比色法や紫外線の吸収スペクトルをみる方法などがあるが,紫外線吸収スペクトル法は他の成分が混在する食品に応用することは適さない.

《カールプライス反応による肝臓中のビタミンAの検出》

(a) 器　具　① 乳鉢,② ネジ付き試験管,③ 遠心分離器

(b) 試　薬　① クロロホルム,② 無水硫酸ナトリウム,③ 30％過酸化水素水,④ 三塩化アンチモン(20 g の三塩化アンチモンをクロロホルム 100 ml に溶かし無水酢酸 2 ml を加える)

(c) 操　作

① ブタ肝臓 5 g を秤量し,純水 15 ml を加え乳鉢で十分にホモジナイズする.
② クロロホルムを 20 ml 加え,1分間強振して抽出する.
③ 3000 rpm で 5 分間遠心分離した後,クロロホルム層を試験管に 5 ml ずつ分取する.
④ 一方の試験管に 30 ％ 過酸化水素水(市販品) 0.1 ml を加え,1 分間強振して酸化する.
⑤ 両試験管に無水硫酸ナトリウムを加えて脱水する.
⑥ クロロホルム層 4 ml を分取して三塩化アンチモン／クロロホルム溶液 1 ml を入れて撹拌した後,色調の変化を経時的に観察して記録する.

ビタミンAの定性

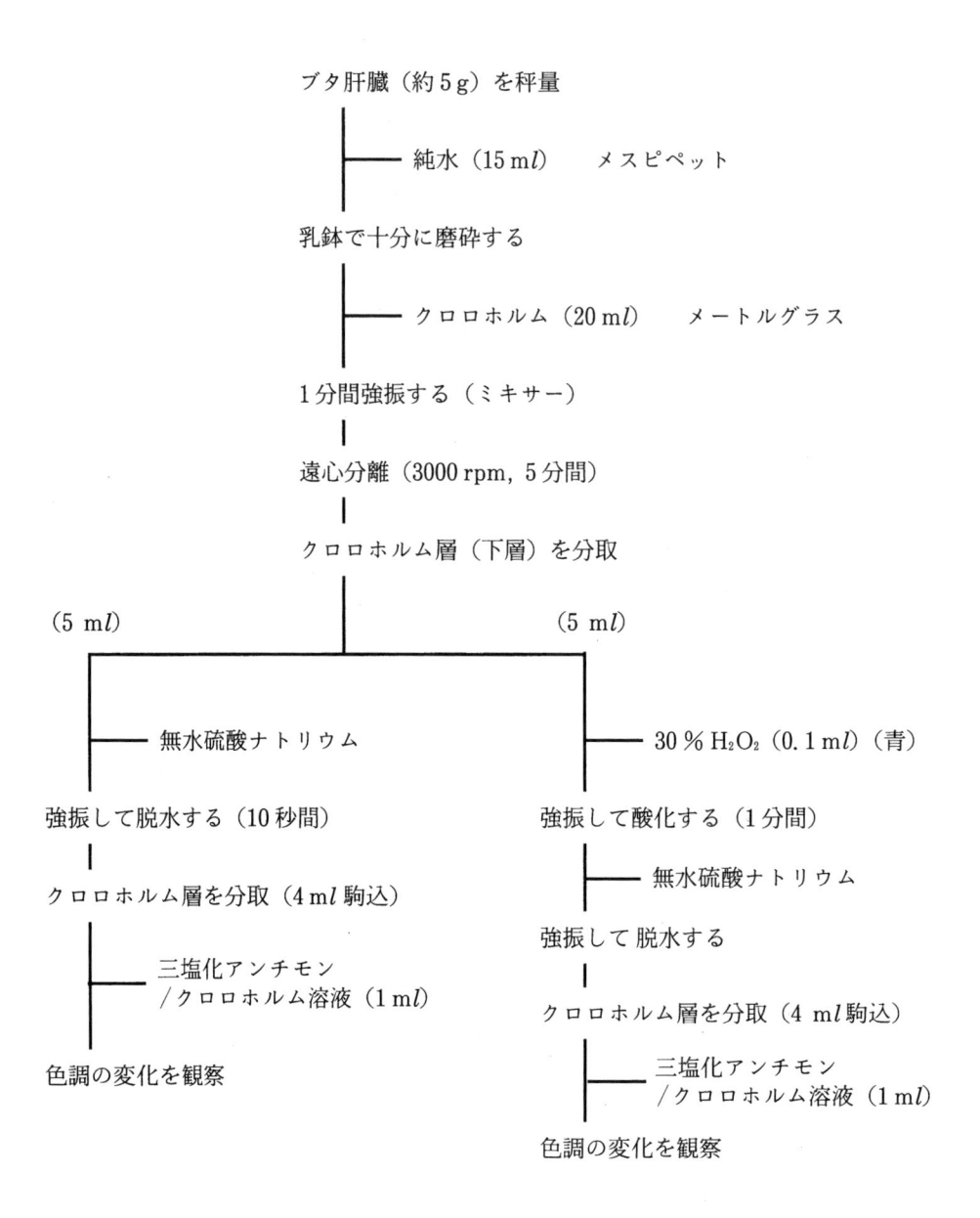

```
ブタ肝臓（約5 g）を秤量
    ├── 純水（15 ml）    メスピペット
乳鉢で十分に磨砕する
    ├── クロロホルム（20 ml）    メートルグラス
1分間強振する（ミキサー）
遠心分離（3000 rpm, 5分間）
クロロホルム層（下層）を分取
```

（5 ml）／（5 ml）に分ける

【左：脱水系（5 ml）】
- ├── 無水硫酸ナトリウム
- 強振して脱水する（10秒間）
- クロロホルム層を分取（4 ml 駒込）
  - ├── 三塩化アンチモン／クロロホルム溶液（1 ml）
- 色調の変化を観察

【右：酸化系（5 ml）】
- ├── 30％ H_2O_2（0.1 ml）（青）
- 強振して酸化する（1分間）
  - ├── 無水硫酸ナトリウム
- 強振して脱水する
- クロロホルム層を分取（4 ml 駒込）
  - ├── 三塩化アンチモン／クロロホルム溶液（1 ml）
- 色調の変化を観察

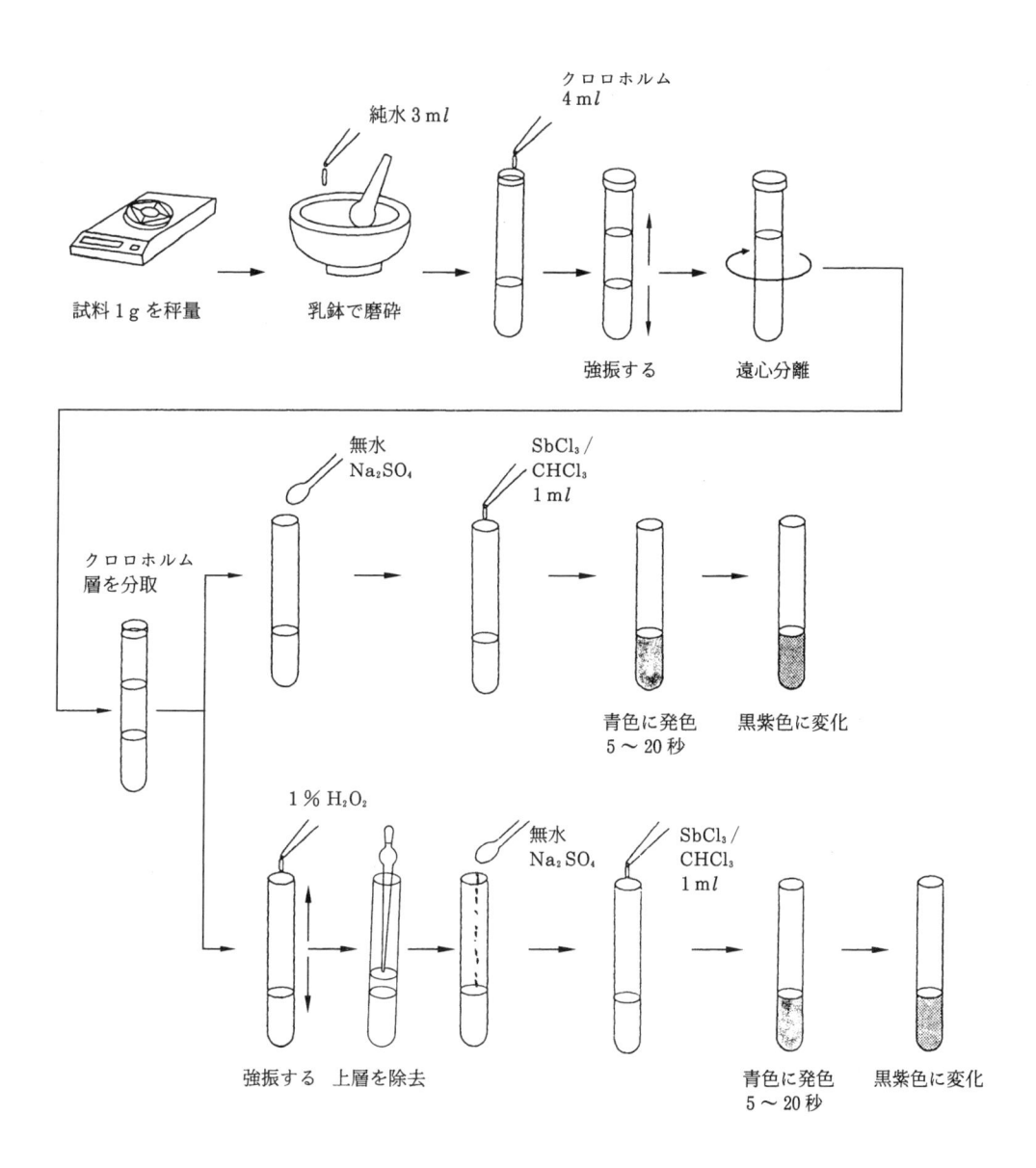

図 2.10 肝臓中のビタミン A の抽出とカールプライス反応による検出

2.5 色素に関する実験

　食品の色は味，香りとともに食欲に大きく関与しているばかりでなく，食品の熟成，鮮度，腐敗など品質の評価の指標ともされている．色素成分は，pH，加熱，光，酸化などの条件で色調が変化することが多いので，調理や食品加工の際は注意が必要である．色素成分を化学構造から分類するとつぎのようになる．

(1) クロロフィル：　野菜の緑色はクロロフィルであり，酸性で加熱すると分解してフェオフィチンになり黄褐色になる．一方，アルカリ性では安定なクロロフィリンに変化し鮮やかな緑色となる．緑色の野菜類をゆでるとき，重曹を加えるのはこのためである．肉や血液の赤色は類縁体のヘム色素である．

(2) カロテノイド：　カロテノイドにはカロテン類とキサントフィル類とがある．カロテン類は炭素と水素原子だけから成る炭化水素であり，ビタミンA効果があるのはニンジンの橙色のβ-カロテンやα-カロテン，γ-カロテン，クリプトキサンチンである．トマトの赤い色はカロテン類のリコペンであり両端のリングが開いた形をしており，ビタミンA効果はない．トウガラシの赤色のカプサンチンなどのキサントフィル類はカロテン類とは異なり炭素と水素以外に水酸基やケトン基などの酸素原子を含んでいる．

(3) フラボノイド：　植物の葉，根，茎，果実の黄色から橙色はフラボンを基本骨格にもつフラボノイドで様々な種類があるが，狭義のフラボノイドは単黄色か無色である．アルカリ性で黄色が強くなる．

(4) アントシアン：　赤，紫，青など花や野菜などの鮮やかな色の色素がアントシアンで，色の多彩さにおいて他の色素を抜きんでている．苺，葡萄，茄子などでは配糖体の形で存在している．アントシアンの多くは酸性で赤色，中性では薄赤色，アルカリ性で青色を呈する．また，アントシアンはアルミニウム，鉄などの金属イオンと安定なキレート化合物を作る．これによって変化に富んだ色を呈する．

(5) その他：　植物の茶色の色素としてタンニンや天然色素の赤色に使われるビート根のベタニンなどがある．また，食品の加工や調理において褐色に着色する褐変には，糖のカラメル化やアミノカルボニル反応，酸化酵素による褐変がある．

2.5 色素に関する実験

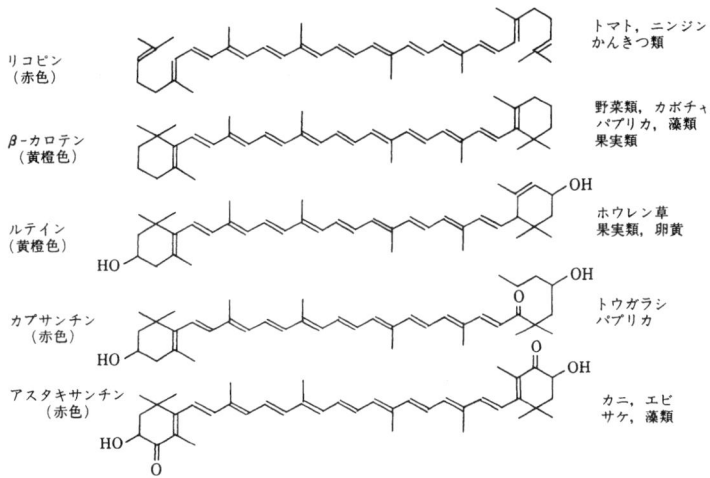

図2.11 クロロフィルの構造

図2.12 主なカロテノイドの構造と所在

図2.13 ヘムの構造

図2.14 アントシアン系色素

図2.15 フラボノイド系色素

*配糖体は3位または7位の-OH基とグルコースとがグリコシド結合している．

図2.16 アントシアニジンのpHによる構造と色の変化

2.5.1 アントシアン色素について

アントシアン系の色素はpHの変化により赤（酸性）→紫（中性）→青（塩基性）に変化する．これらの色の変化は極端なpH（1以下，11以上）を避ける限り，可逆的な色変化を生じる．また，FeイオンやAlイオンと反応して安定な錯体を形成する．

(a) 器　具　① ミキサー，② カッターナイフ，③ 試験管，④ pHメーター，⑤ メスピペット（1 ml）またはオートピペット，⑥ 分光光度計

(b) 試　薬　① 0.1 N-塩酸/メタノール溶液，② 2 N-炭酸水素ナトリウム溶液，③ グルコース，④ 0.02％NaCl溶液，⑤ 0.02％$FeCl_2$溶液，⑥ 0.02％$AlCl_3$溶液

(c) 操　作
① なすの皮10 gを2～3 cmに切り，ミキサーに入れて0.1 N-塩酸メタノール溶液100 mlを加え，ミキサーにかける．
② 抽出液をロ過して，透明な色素液を得る．
③ 色素液を試験管に5 mlずつ3本に分注し，2 N-炭酸水素ナトリウム溶液を0.17 ml，0.35 ml，0.50 ml加えて，それぞれの色の変化を測定する．
④ 色素液（原液）および2 N-炭酸水素ナトリウム液を加えた3本の試験管から色素液を0.5 mlずつ各々4本の別の試験管に採り，5 mlの純水で希釈する．
⑤ 試験管にブドウ糖0.5 g，0.2％NaCl，0.02％$FeCl_2$，0.02％$AlCl_3$を5 ml加え，色調を観察する．
⑥ 全ての試験管を沸騰浴中に30分間加熱して色調を観察し，色素の安定性を比較する．
⑦ 加熱している時を利用して，各種添加の際，一番濃くなった，または薄くなった条件の色素液の可視部スペクトル曲線を求め，もとのスペクトル曲線と比較する．分光光度計で可視部（400～700 nm）のスペクトル吸収曲線を得，最大吸収波長を調べる．

2.5.2 褐変について（アミノカルボニル反応）

アミノ基（$-NH_2$）をもつ化合物（アミノ酸，タンパク質）とカルボニル基（$-\overset{\overset{O}{\|}}{C}-$）をもつ化合物（糖など）が結合して，褐色物質を生成する反応で，pH，温度，反応物の種類に影響を受ける．

(a) 器　具　① 試験管，② 試験管バサミ，③ ガスバーナー

(b) 試　薬　① 5％ブドウ糖溶液（pH 3，pH 8），② 5％グリシン溶液（pH 3，pH 8）

(c) 操　作
①　それぞれの溶液から 2 ml ずつ試験管に採り，ガスバーナーで加熱する．
②　同じ pH のブドウ糖溶液とグリシン溶液を 1 ml ずつ試験管に入れて混ぜ合わせ，①と同様に加熱する．
＊　加熱する際に強すぎると，糖自体が焦げて褐変するので緩やかに加熱していく（場合によっては沸騰水浴中で 30 ～ 40 分間加熱したほうがよい）．

2.5.3　酵素による褐変

リンゴ，ジャガイモ，ナシなどの切り口を空気にさらしておくと，やがて褐変する．これは組織中のポリフェノール類が酸素の存在下で，酸化酵素（ポリフェノールオキシダーゼ）によって酸化され，キノン体を作り，これが重合して褐色色素を生じたためである．よって，この酵素的褐変には酵素，基質，酸素の3要素が必要であり，それを防止するためには，3要素の共存状態を阻害するか，酸化酵素を失活させるか，酸化生成物を還元することが必要である．

(a) 器　具　①　おろし金，②　100 ml ビーカー，③　ガスバーナー，④　三脚，⑤　金網

(b) 試　薬　①　5％塩化ナトリウム溶液，②　5％酢酸溶液，③　5％炭酸水素ナトリウム溶液，④　5％アスコルビン酸溶液

(c) 操　作
①　試料をおろし金ですりおろし，適当量をビーカー 9 個に取り分ける．
②　直ちに次の A ～ I の処理を行う（溶液は試料が浸る程度）．
　A：そのまま放置する．（コントロール）
　B：水を加える．
　C：低温に放置する．
　D：ガスバーナーでおだやかに加熱する．
　E：5％塩化ナトリウム溶液を加える．
　F：5％酢酸溶液を加える．
　G：5％炭酸水素ナトリウム溶液を加える．
　H：5％アスコルビン酸溶液を加える．
　I：放置して褐変したものに 5％アスコルビン酸溶液を加える．
③　コントロール A のビーカー内の色と比較して着色状態を比較する．

2.5.4 脂溶性色素について

クロロフィル色素やカロテノイド色素が有機溶媒に可溶性であることを利用して抽出し，カラムクロマトグラフィーと薄層クロマトグラフィーを用いて分離同定する．

(a) 器　　具　① 乳鉢，② ロート，③ 分液ロート，④ 三角フラスコ，⑤ ロータリーエバポレーター，⑥ ナス型フラスコ，⑦ カラム管（ϕ 1 cm × 10 cm 程度，ストップコック付き），⑧ 薄層板，⑨ 展開層

(b) 試　　薬　① クロロホルム，② メタノール，③ 無水硫酸ナトリウム，④ n-ヘキサン，⑤ 酢酸エチル，⑥ 活性アルミナ

(c) 操　　作

1) 色素の抽出

① 試料 10 g をクロロホルム：メタノール（2：1）20 ml と少量の海砂とともに乳鉢で磨砕する．ホモジネートを，綿を詰めたロートに通して口過する．

② 口液を分液ロートに移し，蒸留水 10 ml を加えて激しく撹拌した後，静置し分液する．

③ クロロホルム層（下層）を三角フラスコに採り，残った水層は，さらに 10 ml のクロロホルムを加えて同様に分液する．

④ クロロホルム層を合して無水硫酸ナトリウムを加えて 10 分間放置し，乾燥させる．

⑤ クロロホルム溶液を，100 ml のナス型フラスコにひだ折り口紙を用いて口過する．

⑥ ロータリーエバポレーターを用いて濃縮乾固する．乾固物を n-ヘキサン 3 ml に溶解し色素試料とする．

2) カラムクロマトグラフィー

① 底に綿を詰めたカラム管にアルミナのヘキサン懸濁液を駒込ピペットで加え，約 5 cm のカラムを作成する．

② このカラムに色素試料 0.5 ml を添加し，つぎにヘキサン 10 ml，ヘキサン：酢酸エチル（10：1）10 ml，ヘキサン：酢酸エチル（1：1）10 ml，メタノール 5 ml を順に加え，色素を溶出させる．このとき色素のカラム内の移動状況をよく観察する．

3) 薄層クロマトグラフィー

① シリカゲル薄層板または，C_{18} 薄層板（2 cm × 5 cm）の下端から 1 cm に色素試料を，毛細管を用いてバンド状にスポットする．

② 風乾後，ヘキサン：酢酸エチル（10：1）1 ml を加えた 50 ml バイアル瓶を展開槽として展開する．そのときの色素の展開状態を観察する．C_{18} 薄層板の場合には展開溶媒としてメタノール：28 % NH_3（20：1）を試してみる．

脂溶性色素の分離

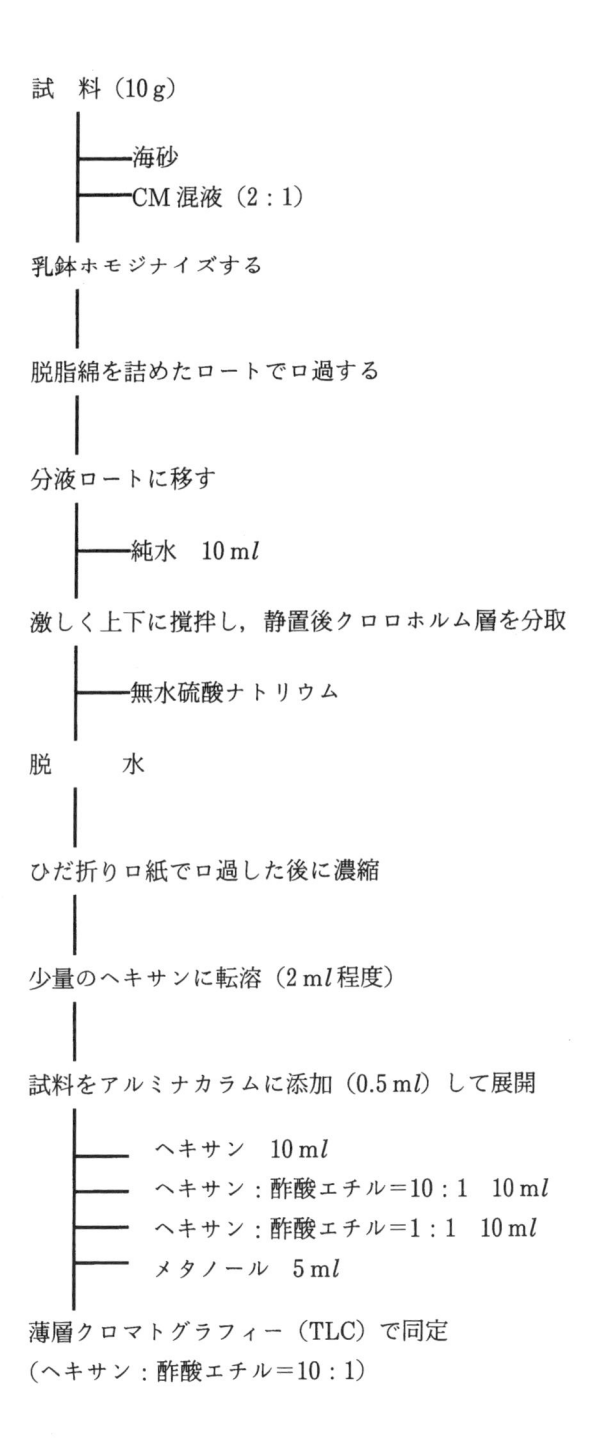

試　料（10 g）
├── 海砂
├── CM混液（2：1）

乳鉢ホモジナイズする

脱脂綿を詰めたロートで口過する

分液ロートに移す
├── 純水　10 ml

激しく上下に撹拌し，静置後クロロホルム層を分取
├── 無水硫酸ナトリウム

脱　　水

ひだ折り口紙で口過した後に濃縮

少量のヘキサンに転溶（2 ml程度）

試料をアルミナカラムに添加（0.5 ml）して展開
├── ヘキサン　10 ml
├── ヘキサン：酢酸エチル＝10：1　10 ml
├── ヘキサン：酢酸エチル＝1：1　10 ml
└── メタノール　5 ml

薄層クロマトグラフィー（TLC）で同定
（ヘキサン：酢酸エチル＝10：1）

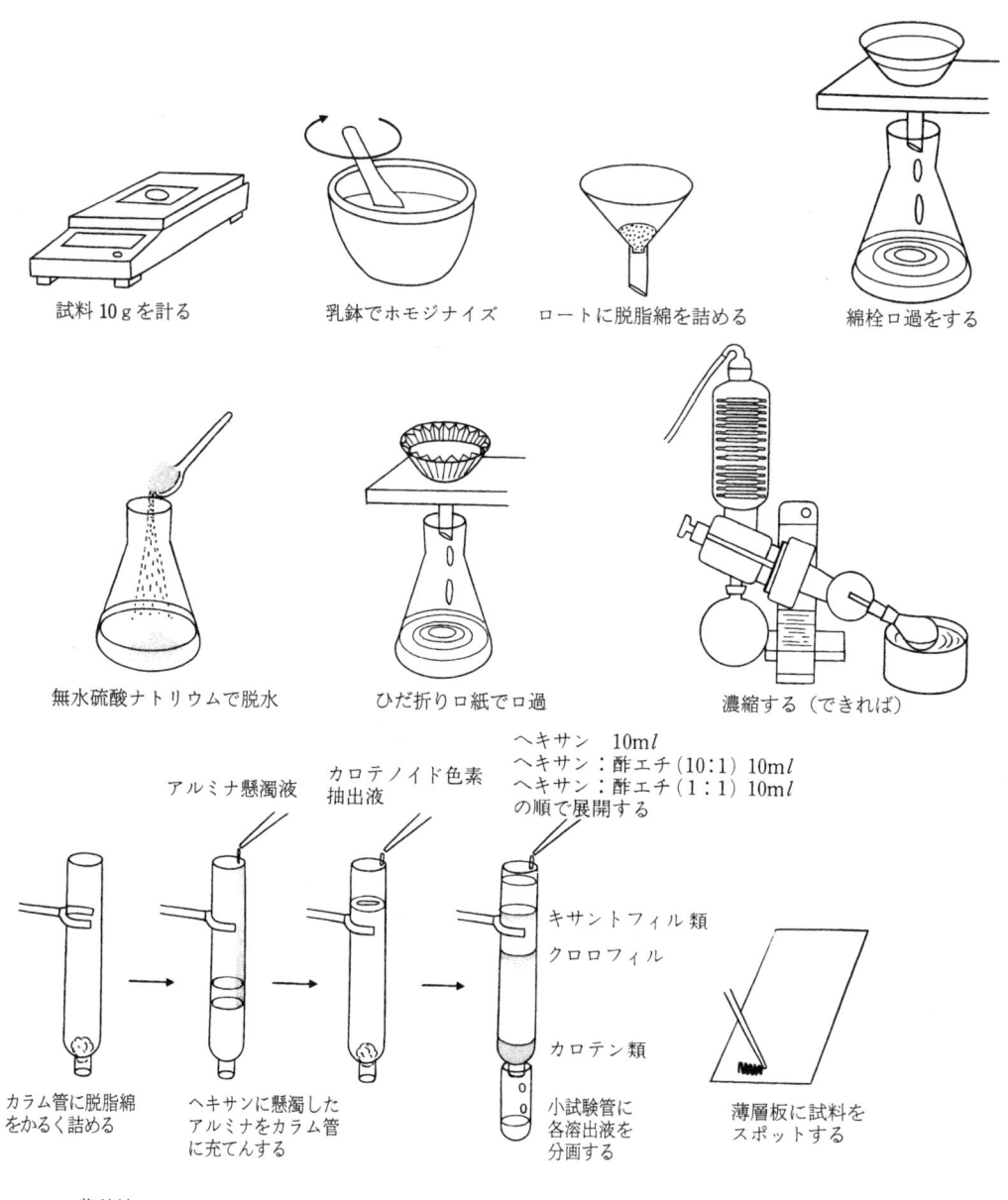

76   2　食品成分の定性分析

試料 10 g を計る　　乳鉢でホモジナイズ　　ロートに脱脂綿を詰める　　綿栓ロ過をする

無水硫酸ナトリウムで脱水　　ひだ折りロ紙でロ過　　濃縮する（できれば）

アルミナ懸濁液　　カロテノイド色素抽出液

ヘキサン　　10 ml
ヘキサン：酢エチ（10：1）10 ml
ヘキサン：酢エチ（1：1）10 ml
の順で展開する

キサントフィル類
クロロフィル
カロテン類

カラム管に脱脂綿をかるく詰める　　ヘキサンに懸濁したアルミナをカラム管に充てんする　　小試験管に各溶出液を分画する　　薄層板に試料をスポットする

紫外線

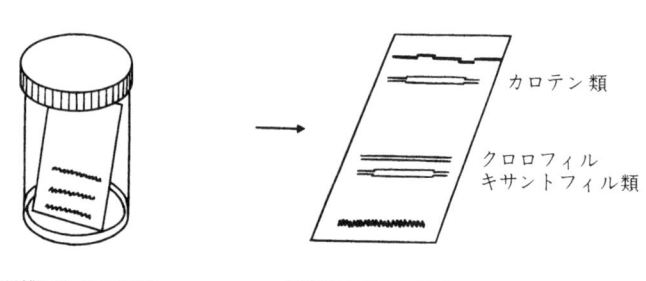

展開槽に入れて展開　　標準品を用いて同定

カロテン類
クロロフィル
キサントフィル類

図 2.17　脂溶性色素の分離と同定

3 食品成分の定量分析

3.1 食品の一般成分分析

3.1.1 食品の一般分析について
(A) 食品成分分析の意義

現在，我々の日常生活で食卓に並ぶ食品の数は非常に多く，それら一つ一つの形状が異なることはもとより，その食品を構成する成分の組成が同一であるものなどほとんどない．これでは我々が健康を維持・増進するための食品の摂取量や組み合わせを正しく知ることはできない．そこで，個々の食品の栄養的価値を評価する．つまり，その食品にはどのような成分がどれだけ含まれているかを知るために食品の成分分析を行う必要がある．食品標準成分表や様々な食品のパッケージに表示されている食品の一般成分には，水分，タンパク質，脂質，炭水化物，灰分（無機質），ビタミン類などがある．これらのうち，炭水化物は糖質と繊維に分けて，灰分では，カルシウム，リン，ナトリウムなど最も重要と考えられる8種類について，またビタミン類では腸内細菌などによって合成される量では補いきれないか，もしくは食品から摂取しない限り補給することのできないA，E，D，B_1，B_2，C，ナイアシンについて個別に測定した結果が表示されている．

これらの食品成分の分析は，食品によって個々の特性があるのですべて一様の方法で行うことはできない．つまり，それぞれの食品の分析法はそれに応じた方法が選択されて実施されるべきものである．本実験では，一般的によく用いられる食品の成分分析方法に従って食品中の水分，タンパク質，脂質，炭水化物および灰分の測定を行うこととする．また，便宜上省略される部分については，他の成書を参考にしていただきたい．

(B) 分析試料の調製

食品分析に用いる試料は，その食品の全体量からみればごくわずかな量（約1～10g）であることが多い．そこで，試料によっては単にその一部分から試料採取（サンプリング）を行って分析をしたのでは，全体の成分組成を表すことが難しい場合が生じるので，そのような試料の場合には試料調製に十分な配慮を払う必要がある（固体の試料では4分法や交番シャベル法などがある）．図3.1，3.2参照．

図 3.1 四分法

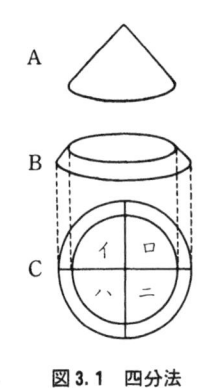

図 3.2 球状の試料からの採取法

(C) 試料の粉砕

採取した試料は，つぎに分析するために均一に粉砕される必要がある．粉砕方法についても個々の食品によって異なり，固体食品では，ローラーミルやボールミルを用いて粉砕した後，ふるいにかけて粉末化する．水分の多い食品は，乳鉢やホモジナイザーを用いて均一に粉砕する．粉砕を行う際には，粉砕により成分量が変化したり，あるいは成分自体が変性することがないように十分に気をつけなければならない．また，調製後すぐに分析ができない場合には保存方法にも留意すべきである．

3.1.2 水分の定量

食品中の水分含有量はその食品の性状を表す最も基本的な成分の一つであり，品質規格検査や各種試験の目的で常に測定される項目である．食品の一般成分分析において，他の成分は近似成分値（粗タンパク質等）として測定されるのに対し，水分のみ化学量として純粋な H_2O 量を測定することが可能である．しかし，食品中の水分はわずか数％から90％以上と多様で，かつ各成分と結合した結合水が存在していることなどから，正確に水分量を測定することは非常に難しい．従来から用いられている常圧加熱乾燥法においても個々の食品の性状に合わせて，温度や測定容器を変えることが必要とされている．また，近年では核磁気共鳴法や近赤外分光分析法などを利用して正確な水分測定を行う研究も進められている．（表3.1, 3.2参照）

(A) 方　　法：　常圧加熱乾燥法

一般に100～135℃の範囲で，常圧で加熱乾燥して水分を測定する方法である．個々の食品についての加熱温度，試料採取は表3.2に準じて行うが，特に指定のないものは105℃で行う方法が適用される．ここでは，きな粉を試料として用い，130℃にて乾燥させて質量を測定し，**乾燥前の質量から乾燥後の質量を差し引き，これを乾燥前の質量で除した値に100を乗じた数値を水分とする．**

（B） 器具，装置　① アルミニウム製秤量缶，　② 定温乾燥器，　③ ルツボバサミまたはピンセット

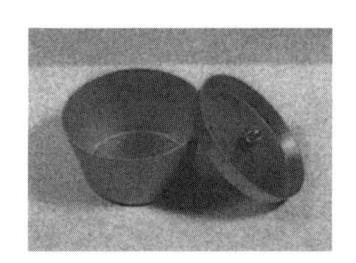

図 3.3　アルミニウム製秤量缶　　　　　　**図 3.4　定温乾燥器**

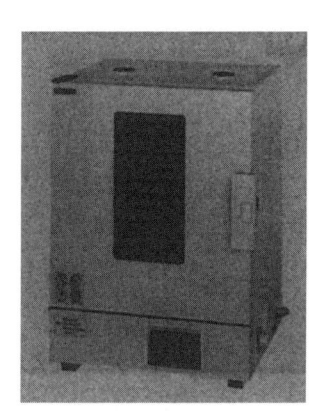

（C） 操　　作
① アルミニウム製秤量缶をふたと共に洗剤で洗浄し，洗剤が残らないように十分に水洗して最後に純水で洗い，乾燥器中で乾燥させる．（乾燥後は直接秤量缶を手で触らないこと）
② あらかじめ 130 ℃ に調整した定温乾燥器にふたを半分ほどずらせて乗せた秤量缶を入れ，1 時間乾燥させる．
③ 乾燥後，直ちにデシケーター中に移して 30 分間放冷し，その後精秤する．
④ 再び 130 ℃ の乾燥器に入れて乾燥させ，③と同様に放冷して精秤する．
⑤ ④の操作を繰り返し，測定値がその前に計った質量の ±0.5 mg になったところを秤量缶の恒量値とする（W_0 g）．
⑥ 恒量値の求められた秤量缶に試料 3 g を精秤する（W_1 g）．
⑦ ②～⑤の操作手順に従い試料を入れた秤量缶を乾燥，放冷，秤量を繰り返し恒量値を求める（W_2 g）．

（D） 計　　算：　試料中の水分は以下の計算式で求める．

$$水分（g/100g）= \frac{(W_1 g - W_0 g) - (W_2 g - W_0 g)}{W_1 g - W_0 g} \times 100$$

W_0 g ：　アルミ秤量缶の質量　（恒量値）
W_1 g ：　試料質量 ＋ 秤量缶の質量
W_2 g ：　乾燥後の試料質量 ＋ 秤量缶の質量（恒量値）

この式は以下を表している．

$$水分 (g/100g) = \frac{試料採取質量 - 乾燥後の試料質量}{試料採取質量} \times 100$$

水分の定量

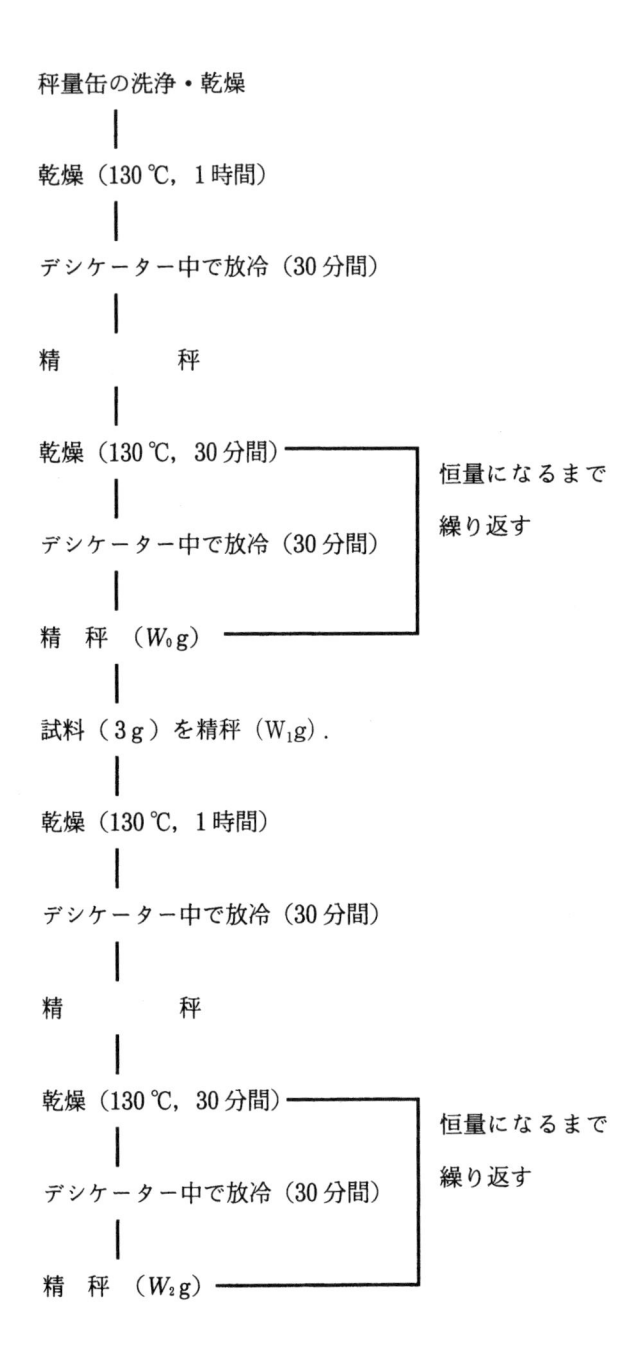

秤量缶の洗浄・乾燥
｜
乾燥（130℃，1時間）
｜
デシケーター中で放冷（30分間）
｜
精　　秤
｜
乾燥（130℃，30分間）――┐
｜　　　　　　　　　　　　｜恒量になるまで
デシケーター中で放冷（30分間）｜繰り返す
｜　　　　　　　　　　　　｜
精　秤（W_0 g）―――――┘
｜
試料（3g）を精秤（W_1 g）．
｜
乾燥（130℃，1時間）
｜
デシケーター中で放冷（30分間）
｜
精　　秤
｜
乾燥（130℃，30分間）――┐
｜　　　　　　　　　　　　｜恒量になるまで
デシケーター中で放冷（30分間）｜繰り返す
｜　　　　　　　　　　　　｜
精　秤（W_2 g）―――――┘

表 3.1 水分の測定法

(i) 加熱乾燥法

- 常圧加熱乾燥法 { アルミニウム製秤量缶
  　　　　　　　　プラスチックフィルム法

- 減圧加熱乾燥法 { 乾燥助剤法
  　　　　　　　　アルミニウム箔法
  　　　　　　　　赤外線ランプ加熱水分計法
  　　　　　　　　マイクロ波誘電加熱乾燥法

(ii) 蒸留法

(iii) カールフィッシャー法

(iv) 電気的水分測定法

(v) 近赤外分光分析法

表 3.2 水分定量法適用条件

食品名	試料の前処理及採取量 (g)	定量方法
穀類（粒），乾めん類	ローラー・ミル粗砕 5	常圧 135℃，3 時間
穀粉，デンプン	そのまま 2	〃 1 時間
めし，生めん，ゆでめん	ポリ袋中混ねり 3	〃 2 時間，アルミ箔法※1
砂糖類	10	常圧 105℃，3 時間
蜂蜜，糖蜜，液糖	2	減圧 90℃，3 時間，フィルム法※2
油脂類	3	常圧 105℃，1 時間，ケイ砂法※3
大豆（粒）	ローラー・ミル粗砕 5	常圧 130℃，3 時間
小豆，いんげんなどの豆類（粒）	同上	常圧 135℃，3 時間
ゆであずき，その他の煮豆	ポリ袋中混ねり 3	減圧 100℃，恒量，フィルム法※2
こし生あん	同上 3	常圧 135℃，1 時間，アルミ箔法※1
きな粉，脱脂大豆	3	常圧 130℃，1 時間
豆腐類*	30 秒水切り，ホモジナイズ 5	* 油揚げ，凍どうふ除く
納豆類	チョッパー混和 3	常圧 100℃，恒量，フィルム法（ケイソウ土）※4
油揚げ	細切混和 3	常圧 100℃，恒量，フィルム袋をアルミ箔筒に入れ乾燥※2
みそ類	混和均一化 3	減圧 70℃，5 時間，フィルム法※2
卵類（生，液状）	混和均一化 2	減圧 100℃，恒量，フィルム法（ケイソウ土）※4
乾燥卵	1	カールフィッシャー法
液状乳及びクリーム	3	常圧 100℃，3 時間
発酵乳，乳酸菌飲料	混和均一化 5	減圧 100℃，恒量，フィルム法（ケイソウ土）※4
アイスクリーム類 シャーベット	室温で軟化 混和後 3	常圧 100℃，3 時間
粉乳，カゼイン	3	常圧 100℃，恒量
チーズ類	チョッパー混和 3	常圧 105℃，恒量，ケイ砂法※3
いも類（生）	すりおろし混和 5	常圧 100℃，恒量，フィルム法（ケイソウ土）※4
蒸し切干 乾燥マッシュポテト	細切混和 10 3	常圧 105℃，3 時間
せんべい類	ポリ袋ごと乳鉢粉砕 5	常圧 135℃，3 時間
生，半生菓子	ポリ袋中，混ねり 2	常圧 105℃，恒量，フィルム法※2
洋菓子類	ポリ袋中，混ねり 2	減圧 70℃，恒量，フィルム法※2
種実類	ローラー，ミル粗砕 3	常圧 130℃，1 時間
くり及びぎんなん（生）	すりおろし混和 5	常圧 130℃，2 時間，アルミ箔法※1
魚介類	チョッパー混和 8	常圧 105℃，5 時間，ケイ砂法※3
獣鳥鯨肉類	チョッパー混和 8	常圧 135℃，2 時間
野菜類 菜茎類／果菜類／根菜類	細切混和 200／すりおろし 〃／〃 〃	常圧 60℃，4～5 時間
果実類	すりおろし，レモン搾り，ホモジナイザー 10	減圧 70℃，恒量，フィルム法（ケイソウ土）※4
きのこ，藻類	細切混和 10	常圧 105℃，恒量
甘酒	ホモジナイザー 3	常圧 110℃，3～5 時間
酒類	ポリ袋中，混ねり 3	
茶類	5	
コーヒー豆 ココア	ローラー・ミル粉砕 5 3	常圧 110℃，3～5 時間
アルコール飲料	（計算による）	
しょうゆ，ソース類	3	減圧 70℃，恒量，フィルム法（ケイソウ土）※4
食酢	5	常圧 105℃，恒量，酢酸量を差し引く
香辛料類	20 2	トルエン蒸留式 カールフィッシャー法

注：乾燥条件の記述のない食品は，アルミニウム製秤量容器を用いる．
※1 アルミニウム箔を折って袋を作成し，試料を採取，秤量後，袋の外側から圧延後，袋を開いて乾燥する．
※2 ハイゼックスと同等の硬質ポリエチレンフィルム製袋（約 15×7～8 cm）に試料を採取，秤量後袋の外側から圧延後，袋の口を開き乾燥する．
※3 60～80 メッシュの精製ケイ砂 20～30 g を大型アルミニウム製秤量皿に入れ恒量，試料，採取，混和し乾燥．
※4 ケイソウ土（ロ過助剤用を精製）3 g を袋にとって恒量とし，試料を採取，秤量，袋をもんで混和後，乾燥する．

小原哲二郎他：「食品分析ハンドブック〈改訂版〉」p.18 建帛社（1991）

3.1.3 タンパク質の定量

タンパク質は，食品を構成する重要な成分の一つであるが，食品中の純タンパク質を測定することは非常に困難である．タンパク質を構成しているアミノ酸は必ず窒素をその分子中に含んでおり，各タンパク質は平均で 16 % の窒素を含有している．そこで，食品の一般成分分析では，**試料に濃硫酸を加えて加熱分解し，アンモニア態窒素（実際には硫酸アンモニウム）とした後，アルカリ下で水蒸気蒸留して発生するアンモニアガスをホウ酸などで捕集し，滴定により全窒素量を算出し，一定の係数（6.25）を乗じてタンパク質量とするケルダールの窒素定量法が一般によく用いられる**．また，食品中のアミノ酸組成は同一ではなく，全ての食品に 6.25 という係数を当てはめて計算することはできないので，実際には個々の食品について換算係数を求めることが理想である．しかし，現在その係数が求められたものはごく限られた一部の食品のみであり，それ以外の食品については係数 6.25 を用いて算出されている（表 3.3 参照）．一方，食品中にはタンパク質以外にも遊離アミノ酸，核酸，ビタミンあるいは窒素を含む化学調味料などの窒素化合物が含まれている．これらの物質に含まれる窒素量も窒素定量法では同時に測定されるので，全窒素量をタンパク質とみなすことはできない．そこで，これらのことから窒素定量法により求めたタンパク質を「粗タンパク質」と称している．

表 3.3 窒素－タンパク質換算係数

食　品　名	換算係数
小麦（玄穀），大麦，ライ麦，えん麦	5.83
小麦（粉），うどん，パスタ類	5.70
米	5.95
そば	6.31
落花生，ブラジルナッツ	5.46
くり，くるみ，ごま，その他のナッツ類	5.30
アーモンド	5.18
かぼちゃ種，すいか種，ひまわり種，その他の種実	5.40
大豆，大豆製品	5.71
乳，乳製品，マーガリン	6.38

＊表に示された以外の食品については 6.25 を用いる．
科学技術庁資源調査会：「四訂日本食品標準成分表」(1993)

(A) 方　　法：ケルダール法（Kjeldahl method）

(B) 器具，装置　① 薬包紙，② ケルダール分解フラスコ（200～300 ml），③ 駒込ピペット（10～20 ml），④ ケルダール分解装置，⑤ メスフラスコ（100 ml），⑥ ロート，⑦ パルナス・ワグナー蒸留装置（セミミクロ用），⑧ 三角フラスコ（200 ml），⑨ 三角フラスコ（500 ml），⑩ メスピペット（10 ml），⑪ ホールピペット（10 ml），⑫ ビーカー

(200 ml)，⑬ 滴定用ビュレット，⑭ メートルグラス

(C) 試 薬 ① 濃硫酸，② 分解促進剤： 硫酸カリウム（K_2SO_4）/硫酸銅（$CuSO_4・5H_2O$）＝ 9：1（乳鉢でよく混合したもの），③ 30％水酸化ナトリウム溶液，④ 4％ホウ酸溶液，⑤ 混合指示薬： 0.1％メチルレッド/0.1％メチレンブルーアルコール 溶液＝1：1，⑥ 0.01 N–塩酸： 0.01 N–塩酸の調製は以下の（a）〜（c）の手順に従って行う．

(a) 0.01 N–シュウ酸溶液の作製

① シュウ酸・2水和物を 0.0630±0.0070 g の範囲で秤り採り，100 ml 容メスフラスコ中に純水で溶解し，定容後よく撹拌しておく．

② 0.01 N–シュウ酸溶液のファクターを計算する．

(b) 0.01 N–水酸化ナトリウムの作製

① 水酸化ナトリウム約 0.4 g を秤量し，200 ml 容ビーカーなどに純水で溶かして 100 ml に定容して 0.1 N–NaOH 溶液をつくる．

② メスシリンダーに 0.1 N–NaOH を 10 ml 採り，純水で 100 ml に定容する．

③ ビュレットに 0.01 N–NaOH を入れる．

④ 0.01 N–シュウ酸溶液 10 ml をホールピペットで 100 ml 容三角フラスコに採り，フェノールフタレイン溶液を 2〜3 滴加えた後に，0.01 N–NaOH で滴定し，淡紅色になった点を終点とする．（滴定は 3 回以上行う）

$$\text{NaOHの規定度}(N) = \frac{\text{シュウ酸の濃度}\times\text{液量}}{\text{NaOHの滴定値}} = \frac{0.01\times f\times 10.00}{T.V.}$$

$$0.01\,N\text{–NaOH}\,の\,f = \frac{\text{NaOH溶液の}N}{0.01000}$$

(c) 0.01 N–塩酸の作製

① 200 ml 容三角フラスコに純水を入れ，濃塩酸 1.66 ml をメスピペットで加えた後，200 ml に定容する．

② 0.1 N–HCl 50 ml をメスシリンダーで計り，500 ml 容三角フラスコに入れて純水で 500 ml に定容する．

③ 0.01 N–HCl をビュレットに入れる．0.01 N–NaOH を 10 ml をホールピペットで 100 ml 容三角フラスコに採り，メチルレッドを 2〜3 滴加えた後，HCl で滴定する．黄色から赤色

に変わった点を終点とする．（滴定は3回以上行う）

$$\text{HClの規定度}(N) = \frac{\text{NaOHの濃度×液量}}{\text{HClの滴定値}} = \frac{0.01 \times f \times 10.00}{\text{T. V.}}$$

$$0.01\,N\text{-HCl}\,\,の\,f = \frac{\text{HCl溶液の}\,N}{0.01000}$$

(D) 操　作

(a) 硫酸分解

① 試料を薬包紙を用いて精秤する．
（通常は2〜5g，窒素量で20〜50mgとなる程度，大豆粉体の場合は0.5g）

② 薬包紙に試料を包み，薬包紙ごと乾燥した分解フラスコへ入れる．（空試験の場合は薬包紙のみを入れる）＊以降の操作はドラフト内で行う．

③ 分解促進剤約2〜3gを加えた後，駒込ピペットで濃硫酸約20mlを静かに注入し，緩やかに内容物を混合する．

④ 分解装置（図3.5参照）に分解フラスコを置き，最初は弱火で加熱する．
（内容物が黒変すると共に硫酸ガスが発生し，液が泡立つ）

⑤ 大きな発泡が落ちつき，液面から小さな泡が出て沸騰状態に達したら強火にしてさらに分解を続ける．

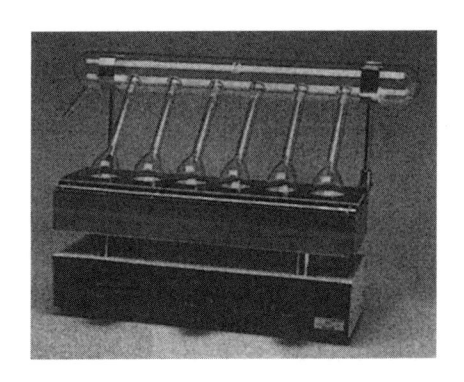

図3.5　ミクロケルダール窒素分解器

⑥ 分解の進行に伴い液色は黒色 ⟶ 茶褐色 ⟶ 青または黄緑色へと変化する．（この際に分解フラスコ内に未分解の黒色物質が付着している場合には，分解フラスコを静かに振って硫酸中に洗い込み完全に分解を行う．また，過剰な加熱により硫酸がなくならないように注意を必要とするが，少なくなった場合には適宜硫酸を追加する．但し，入れすぎてはいけない）

⑦ 分解液が完全に透明の青緑色になったら，さらに20分間分解を行い，その後火を止めて放冷する．（時間の都合により途中で分解を止める場合には，冷却後分解フラスコの口をきちんとラップなどで密閉する）

⑧ 室温まで冷却後，分解フラスコを氷冷水に漬け，50mlの純水を一気に加えて冷しながら混合する．100mlのメスフラスコにロートを用いて分解液を移す．分解フラスコ内の残液を20ml程度の純水で2回程メスフラスコ内へ洗い込み，最後に純水で100mlに容し，よく撹拌して試料溶液とする．（硫酸に水が加わると発熱しメスフラスコの容量が大きく変化するので，氷や水でメスフラスコの周りを冷やしながら移す．また，定容は完全に室温に冷ましてからできるだけ少量の純水で行う）

(b) 蒸　留

パルナス・ワグナー蒸留装置は蒸気発生フラスコ（イ），廃液管（ロ），試料注入口（ハ），蒸留管（ニ），冷却管（ホ），受器（ヘ）により構成される装置で，操作方法は以下の通りである（図 3.6 参照）．

装置を組立て，試料を蒸留する前に以下のことをあらかじめ行っておく．

＊　装置内をあらかじめ洗浄する目的で純水を試料の代わりに用いて試験開始前に必ず1回は空蒸留を行っておくこと．

＊＊　試料を蒸留する前に，空試験を行い，ブランク値を求めておく．

① 蒸気発生フラスコに沸騰石を数個入れ，水をフラスコの2/3程度まで満たす．これに濃硫酸を数滴加え微酸性にし，混合指示薬を数滴入れる．

（＊沸騰石がないと突沸する危険性があり，また一定して水蒸気を得ることができない．

＊＊水は多すぎると蒸気が発生する表面積が小さくなる．＊＊＊微酸性にして指示薬を入れることにより，蒸留したアンモニアが逆流していないかを確かめることができる）

② 蒸気発生フラスコのピンチコック P1 を開放，P2 を閉鎖した状態でガスバーナーに着火し，十分に沸騰させる．

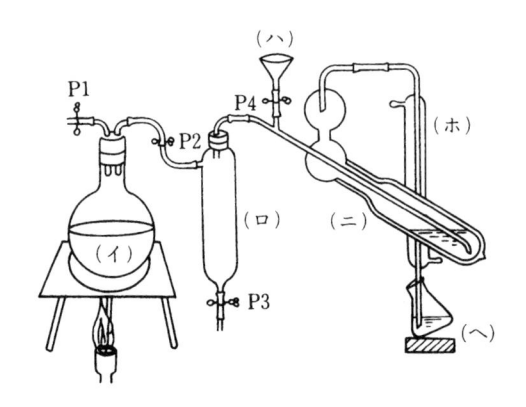

図 3.6　パルナス・ワグナー蒸留装置

③ 冷却管（ホ）に冷却水を流す．（ヘ）の受器（200 mL容三角フラスコ）に4％ホウ酸をメスピペットで10 mL採り，混合指示薬を2〜3滴加え冷却管の先端が液に浸たるようにセットする．（液と冷却器が離れると蒸留したガスがトラップされない）

④ 試料注入口（ハ）の下に付いているピンチコック P4 を開放し，（ハ）より試料を10 mLホールピペットで正確に注入する．数 mL の純水でロートに残った試料を洗い込んでおく．

⑤ メートルグラスに計った30％ NaOH 10mLを（ハ）から注入し，数 mL の純水で洗い込み，直ちに P4 を閉じる．

⑥ P2 を開放した後に P1 を閉じて蒸留を開始する．蒸留時間は約10分間で留液80 mL程度を終了の目安とする．（蒸留を開始し，留液が三角フラスコに入るとホウ酸は緑色に変化する．また，蒸留管内の試料溶液は淡青色から茶褐色へ変化する）

⑦ 蒸留終了30秒前に（ヘ）の受器を下げて冷却管内の留液を受器へ滴下し，冷却管先端の外壁を純水で洗浄する．

⑧ P1 を開放して（ヘ）の受器を外し，代わりに純水 100 mL程度を入れたビーカーを冷却管の先端に付け P2 を閉じる．（純水は蒸留管内に残った試料液と共に廃液管へ逆流する）

⑨ P3 を開放し廃液を捨てる．

⑩ 同様の操作で別の試料を蒸留し，その間に滴定を行う．

(c) 滴　　定

ビュレットを用いて 0.01 N–HCl で滴定する．塩酸を滴下するにつれて液色は緑色 ─→ 灰青色 ─→ 赤紫色へ変化するが，灰青色を滴定終点とする．

(E) 計　　算：試料中のタンパク質含有量は以下の式で算出する．

$$\text{タンパク質含有量 (g/100g)} = \frac{0.00014 \times (T-B) \times F \times M \times K}{S} \times 100$$

　　　　　0.00014：0.01 N–HCl 1 mL に相当する窒素量（g）
　　　　　中和滴定の反応式は $(NH_4)H_2BO_3 + HCl \longrightarrow NH_4Cl + H_3BO_3$ であるから
　　　　　14.0（窒素の原子量）×0.01（N）×1/1000（1 mL 当たり）＝ 0.00014
　　　　　T：本試験の滴定値（mL）　　　B：空試験の滴定値（mL）
　　　　　F：0.01N–HCl のファクター　M：希釈率（この場合は 100/10）
　　　　　K：タンパク質換算係数（この場合は 5.71）
　　　　　S：試料採取量（g）

ケルダール法による窒素の定量

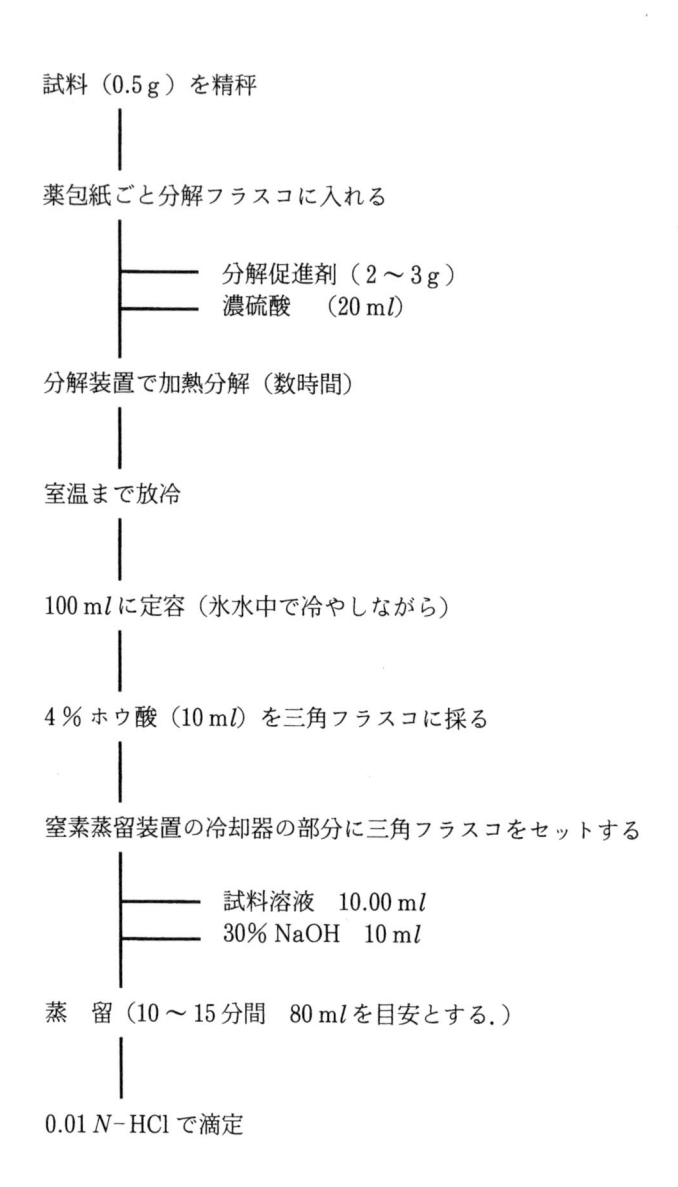

試料（0.5 g）を精秤
｜
薬包紙ごと分解フラスコに入れる
｜――― 分解促進剤（2～3 g）
｜――― 濃硫酸　（20 ml）
｜
分解装置で加熱分解（数時間）
｜
室温まで放冷
｜
100 ml に定容（氷水中で冷やしながら）
｜
4％ホウ酸（10 ml）を三角フラスコに採る
｜
窒素蒸留装置の冷却器の部分に三角フラスコをセットする
｜――― 試料溶液　10.00 ml
｜――― 30％ NaOH　10 ml
｜
蒸　留（10～15分間　80 ml を目安とする．）
｜
0.01 N-HCl で滴定

ケルダール法における窒素定量の化学式によるまとめ

(i) 試料の分解　試料 + H_2SO_4 → $(NH_4)_2SO_4$ + $SO_2\uparrow$ + $CO_2\uparrow$ + $CO\uparrow$ + H_2O

(ii) 蒸留によるNH_3の遊離　$(NH_4)_2SO_4$ + $2NaOH$ → $2NH_3$ + Na_2SO_4 + H_2O

(iii) NH_3の捕集　NH_3 + H_3BO_3 → $(NH_4)H_2BO_3$

(iv) 中和滴定　$(NH_4)H_2BO_3$ + HCl → NH_4Cl + H_3BO_3

3.1.4 脂質の定量

食品標準成分表における脂質は，エーテル可溶性成分の主体である中性脂質の消化吸収率を基準としてエネルギー換算係数が算出されているため，従来からエーテルを抽出溶剤としたソックスレー法により測定されたエーテル可溶性成分の総量で示されている．しかしながら，食品中には中性脂質以外にも多くの脂質が含まれており，それらの全てをエーテルで抽出することは困難である．また，近年では脂質の生体における機能性に関しての研究も進展しており，脂質が単なるエネルギーとしてではなくその他の生理作用をもつことが明らかになってきたことから，脂質総量を正確に測定することが必要になってきた．そこで，個々の食品群について抽出法が検討され，最も適切であると判断された方法により測定された値が使用されている．その方法としては三つに大別され，従来のエーテル法，塩酸を用いる酸分解法，クロロホルムとメタノールを用いるクロロホルム・メタノール混液改良抽出法がある．

これらの方法は，抽出操作を行う段階で抽出溶媒や使用する器具など，それぞれに特徴をもっているが，総じていえば食品の一般成分分析における脂質含有量とは，**有機溶媒に可溶な成分を抽出した後に溶媒を留去し，乾燥させて得た残渣の質量を試料採取質量で除した値に 100 を乗じた数値である**．

表 3.4 おもな食品群の脂質定量条件

食　品　群	測　定　方　法
穀類，豆類およびそれらの製品	酸分解法
大豆製品（きな粉，乾燥豆乳，湯葉，凍豆腐）	CM 混液改良法（但し大豆油についてはヘキサンによるソックスレー法）
豆腐類	CM 混液改良法
み　そ	エーテル抽出法
卵　類	CM 混液改良法
牛乳および乳製品（チーズ）	レーゼ・ゴットリーブ法，ゲルベル法，酸分解法
魚介類	エーテル抽出法または CM 混液改良法
食肉および肉製品	エーテル抽出法

《脂質含有量の測定》

（A）方　　法：クロロホルム・メタノール混液改良法（CM 混液改良法）……きな粉の場合

本実験書では比較的操作が簡便で，しかも短時間で行える CM 混液改良法についての詳細を述べる．

(B) 器具,装置 ① 定温乾燥器,② 恒温槽,③ 抽出装置(すり合わせ冷却管,三角フラスコ)図3.7参照,④ 桐山ロート(または普通のロート),⑤ ロ紙,⑥ 吸引ロ過板,⑦ ナス型フラスコ,⑧ アスピレーター,⑨ ロータリーエバポレーター

(C) 試　薬 ① クロロホルム・メタノール混液(クロロホルムとメタノールを2:1の割合で混合する),② 無水硫酸ナトリウム

(D) 操　作 ① 試料(2g)を精秤し,すり合わせ三角フラスコに入れる.(Sg)

② CM混液60 mlを加え冷却管と連結する.

③ 冷却管に冷却水を流す.

④ 65℃に加温した恒温水槽中で1時間抽出する.(この際に時々フラスコを緩やかに揺すり,試料と抽出液を撹拌する)

⑤ 冷水で室温まで冷却し,無水硫酸ナトリウムを約15g加えて激しく撹拌したのち,10分間静置して脱水を行う.

⑥ ナス型フラスコをよく洗浄し,乾燥器中で十分に乾燥させたのち,デシケーター中で放冷して精秤しておく.(W_0g)

⑦ ロートにひだ折りしたロ紙をのせる.

⑧ 三角フラスコ内の試料液をナス型フラスコへ移す.この際に無水硫酸ナトリウムは全てロートへ流し込んでおく.

⑨ 20～30 mlのCM混液で三角フラスコ内を洗浄し,ナス型フラスコへロ過して洗い込む.

⑩ エバポレーターで溶媒を完全に留去する.

⑪ 105℃に保持した定温乾燥器中で30分間乾燥する.(長時間の乾燥により脂質自体が酸化され質量が変化するので,これ以上の加熱操作は避ける)

⑫ デシケーター中で45分間放冷した後に精秤する.(W_1g)

図3.7　脂質抽出装置

(E) 計　算: 試料中の脂質は以下の式で求める.

$$\text{脂質 (g/100g)} = \frac{W_1\text{g} - W_0\text{g}}{S\text{g}} \times 100$$

Sg : 試料採取量
$W_0 g$: ナス型フラスコの質量
$W_1 g$: 抽出された脂質の質量 ＋ ナス型フラスコ質重量

脂質の定量

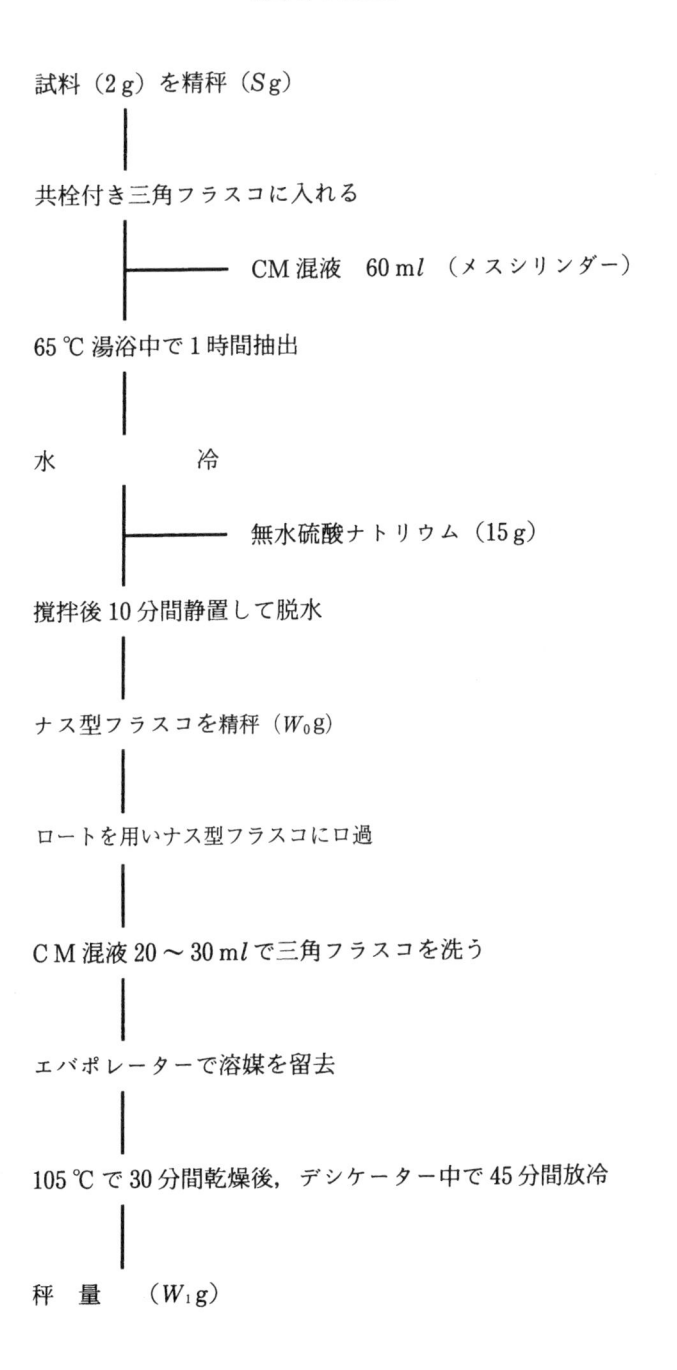

試料（2g）を精秤（Sg）
　│
共栓付き三角フラスコに入れる
　├────── CM混液　60 ml（メスシリンダー）
65℃湯浴中で1時間抽出
　│
水　　　冷
　├────── 無水硫酸ナトリウム（15g）
撹拌後10分間静置して脱水
　│
ナス型フラスコを精秤（$W_0 g$）
　│
ロートを用いナス型フラスコに口過
　│
CM混液20～30 ml で三角フラスコを洗う
　│
エバポレーターで溶媒を留去
　│
105℃で30分間乾燥後，デシケーター中で45分間放冷
　│
秤　量　（$W_1 g$）

《食用油脂の化学特性》

われわれが食用にしている脂質のうちグリセロール1分子に3分子の脂肪酸が結合したトリアシルグリセロールを油脂とよぶ．動植物から抽出あるいは圧搾法により得られた原料油にはトリアシルグリセロール以外にリン脂質，糖脂質，色素，樹脂，有臭物質およびタンパク質などが含まれるため脱ガム，脱酸，脱色などの処理によりこれらを除去し，油脂が精製される．油脂のうち特に食用に供されるものを食用油脂とよび日本農林規格（JAS規格）が定められている．油脂性状を評価する方法としては，その油脂を構成する脂肪酸の組成（炭素数）と二重結合の数（不飽和度）を測定する方法が一般によく用いられており，前者はケン化価，後者はヨウ素価として求められる．これらの数値を油脂の化学的特数という．また，融点，曇点，比重，屈折率，色調，粘度，発煙点などの物理的特性についても測定がなされ，その値は加工や品質管理において指標とされている．

一方，酸価，過酸化物価，TBA価は化学的変数とよばれ，油脂の酸敗や変敗の度合いを表す数値であり食品衛生の立場から重要な指標とし用いられている．主な食用油脂の脂肪酸組と特数を表3.5に示した．

表3.5 主な油脂の脂肪酸組成（％）と特徴

	12:0	14:0	16:0	18:0	18:1 n-9	18:2 n-6	18:3 n-3	20:5 n-3	22:6 n-3	融点（℃）凝固点	ケン化価	ヨウ素価
大豆油			10	4	24	54	8			－7～－8	188～196	114～138
なたね油			6	2	58	22	11			0～－12	167～180	94～107
とうもろこし油			11	2	32	52	1			－10～－18	187～198	88～147
綿実油			20	3	19	57				4～－6	189～197	88～121
米ぬか油			16	2	41	38	2			－5～－10	179～196	99～103
ひまわり油			7	4	18	70	1			－16～－18	186～194	113～146
あまに油			7	3	15	15	60			－18～－27	187～197	168～190
オリーブ油			10	3	74	11				0～6	185～197	75～90
パーム油		1	43	5	41	10				27～50	196～210	43～60
パーム核油	47	16	9	2	17					25～30	240～257	12～20
カカオ脂			26	35	35	3				32～39	199～202	29～38
牛脂		3	27	18	41	3				35～50	190～202	25～60
豚脂		1	29	15	43	9	2			28～48	193～202	46～70
牛乳脂	4	13	33	13	26	2				28～38	210～245	25～47
人乳脂	5	7	29	7	36	7				30～32	205～209	36～47
いわし脂		8	17	2	13	3	1	17	10	－	188～205	163～195
たら肝脂		5	13	2	26		1	13	6	－	175～191	143～205

(改訂三版 "油脂化学便覧"，1990による)

（A） ケン化価

油脂をアルカリ性のアルコール溶液中で加熱するとトリアシルグリセロールが加水分解され，脂肪酸とグリセロールが生成する．この加水分解反応はケン化とよばれ，ケン化により生じた脂肪酸はアルカリと反応して石けんとなる．ケン化されずに残る成分は不ケン化物という．ケン化価は油脂1gを完全にケン化するのに必要な水酸化カリウムのmg数で表され，油脂の分子の大きさ，すなわち油脂を構成する脂肪酸の炭素数に由来する．油脂が炭素数の多い脂肪酸で構成さ

れるほどケン価化は小さく，炭素数が少ない脂肪酸で構成されるほどケン価は大きくなる．

$$\begin{array}{l} H_2COOCR_1 \\ HCOOCR_2 \\ H_2COOCR_3 \end{array} \rightarrow \begin{array}{l} H_2COH \\ HCOH \\ H_2COH \end{array} + \begin{array}{l} R_1COOH \\ R_2COOH \\ R_3COOH \end{array} \qquad 3\,RCOOH + 3\,KOH \rightarrow 3\,RCOOK + 3\,H_2O$$

油脂のケン化反応式

表 3.6 ケン化価と主要構成脂肪酸

ケン化価	構成脂肪酸の炭素数
190 前後	C_{18} の脂肪酸が主体
200〜210	C_{16}，C_{18} の脂肪酸が主体
240〜250	C_{12}，C_{14} の脂肪酸が主体

(a) 器　具　① 50 ml ねじ口遠沈管，② 200 ml 三角フラスコ，③ ビュレット，④ 駒込ピペット，⑤ メスシリンダー

(b) 試　薬　① 0.5 mol/L KOH/エタノール，② 1％フェノールフタレイン，③ 0.5 mol/L HCl

(c) 操　作
① 試料油脂（1.5〜2.0 g）をねじ口遠沈管に精秤する．
② 0.5 mol/L KOH/エタノールを 20 ml 加え，キャップをする．
③ 沸騰水浴中で 30 分間ケン化する．
④ 冷却後，溶液を 200 ml の三角フラスコへ定量的に移す．
⑤ フェノールフタレインを 1 ml 加え，0.5 mol/L HCl で中和滴定する．
　* 空試験は試料油脂を入れずに②〜⑤の操作を行う．

以下の式よりケン化価を求める．

　　ケン化価 $= 28.054 \times (a-b) \times F/s$

　　　a：空試験の滴定量（ml）
　　　b：本試験の滴定量（ml）
　　　F：0.5 mol HCl のファクター
　　　s：試料採取量

(B) ヨウ素価

不飽和度の高い脂肪酸で構成される油脂は，空気中で不飽和脂肪酸が酸化されるため乾燥皮膜を作りやすい．油脂を構成する脂肪酸の不飽和度を知る方法としては，試料100 g に対して反応するハロゲン化ヨウ素（IBr，ICl）の量をヨウ素の g 数で表すヨウ素価の測定が一般的である．測定原理としては，油脂にハロゲン化ヨウ素を作用させると，不飽和脂肪酸の二重結合の位置に

ハロゲン化ヨウ素が吸収される．過剰に加えられたハロゲン化ヨウ素をヨウ化カリウムの添加によりヨウ素に変える．これをチオ硫酸ナトリウムで滴定し，油脂に吸収されたハロゲン化ヨウ素の量をヨウ素量として表したものである．

$$CH_3 \cdot CH_2 \cdots CH=CH \cdot CH_2 \cdots COOR + ICl \rightarrow CH_3 \cdot CH_2 \cdots \underset{Cl}{CH} \cdot \underset{I}{CH} \cdot CH_2 \cdots COOR$$

$$ICl + KI \rightarrow KCl + I_2$$

$$I_2 + 2Na_2S_2O_3 \rightarrow 2NaI + Na_2S_4O_6$$

ヨウ素価測定時の化学反応

(a) 器　具　① 50 ml ねじ口遠沈管，② 300 ml 三角フラスコ，③ ビュレット，④ オートピペット，⑤ メスシリンダー

(b) 試　薬　① 四塩化炭素，② ウィス液，③ 10％ヨウ化カリウム液，④ 1％デンプン溶液，⑤ 0.1 mol/L チオ硫酸ナトリウム溶液，⑥ 2.5％酢酸第二水銀溶液

(c) 操　作
① 試料油脂（乾性油 0.1〜0.2g，半乾性油 0.2〜0.3g，不乾性油 0.3〜0.4g，固体脂 0.6〜1.0g）をねじ口遠沈管に精秤する．
② 四塩化炭素を 10 ml 加えてキャップをし，油脂を溶解する（溶けないときは四塩化炭素量を増やす）．
③ ウィス液 20 ml を正確に加え，静かに振り混ぜる．
④ 2.5％酢酸第二水銀溶液を 10 ml 加えキャップをし，暗所に 3 分間放置する．
⑤ 溶液を 300 ml の三角フラスコへ定量的に移す（純水 100 ml で洗い込む）．
⑥ 10％ヨウ化カリウムを 20 ml 加えて 0.1 mol/L チオ硫酸ナトリウム溶液で滴定する．
⑦ 溶液が微黄色になったら 1％デンプン溶液を 1 ml 加え，青色が消失するまで滴定する．
　＊空試験は試料油脂を入れずに②〜⑦の操作を行う．

以下の式よりヨウ素価を求める．

ヨウ素価 $= (a-b) \times F \times 0.01269/s$

　　a：空試験の滴定量（ml）
　　b：本試験の滴定量（ml）
　　F：0.1 mol/L チオ硫酸ナトリウム溶液のファクター
　　　　0.01269：0.1 mol/L チオ硫酸ナトリウム（$F=1.000$）1 ml に相当するヨウ素の g 数
　　s：試料採取量

3.1.5　炭水化物の定量

食品標準成分表では糖質と粗繊維に分けられている．これは炭水化物の定量が一般に精度があまり高くないためで，エネルギー計算を行う際には熱量源になる糖質とそうでない粗繊維に分け，**粗繊維のみを定量して糖質は水分，粗タンパク質，粗脂肪，灰分および粗繊維の含有量（％）を総重量100％から差し引いた数値で表している**．本実験では，この粗繊維の定量を省略して総重量から粗繊維を除く4成分の含有量を差し引いて炭水化物量とする．ところで，現実には食品中に含まれている糖質のみの量を知りたい場合もある．そのような場合，他の5成分を測定して差し引いていたのでは時間的な無駄も多く不都合が生じるため，直接糖質を測定することも必要になる．そこで，参考として粗繊維と還元糖の定量方法についても触れる．

植物性食品を希酸，希アルカリ溶液の順に加熱処理を行うと，大部分は溶解するが，わずかに不溶性の物質が残る．この不溶物の主体はセルロース（繊維素）で，他にリグニンやペントサンなどのケイ酸を主とした無機質がわずかに含まれている．この残渣を灼熱して灰分を差し引いたものを繊維として定量するが，純粋な繊維ではないので粗繊維と称する．一方，糖質にはブドウ糖のような還元糖とショ糖やデンプンのような非還元糖がある．これらのうち，非還元糖は加水分解を行うとすべて還元糖になるので，加水分解した溶液中の還元糖を適当な方法で測定すれば糖質量を求めることができる．

《粗繊維の定量》

(A)　方　　法：　ヘンネベルグ・ストーマン改良法

(B)　器具，装置　① 三角フラスコ（500 ml容で広口のもの），② リービッヒ冷却管，③ アリン氏管（円管形ロ過管），④ グラスフィルター（1G-3），⑤ アダプターおよびウィットのロ過器，⑥ ガラス洗浄瓶，⑦ 定温乾燥器，⑧電気マッフル炉

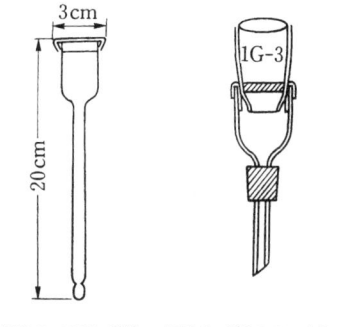

図3.8　アリン氏管　　図3.9　グラスフィルターとアダプター

(C)　試　　薬

① 1.25％硫酸（メスフラスコで正確に作成し標定後，再度調製したもの）

② 1.25％水酸化ナトリウム（硫酸と同様に調製したもの）

③ 石綿：　グーチルツボ用

④ アミルアルコール

⑤ 95％エチルアルコール

(D) 操　作

① 試料（1〜5 g）を精秤し（S g），三角フラスコに入れる．

② 酸，アルカリ処理後熱水洗浄し十分に灼熱乾燥させた石綿 0.5 g を加え，これに消泡剤としてアミルアルコールを 1 ml 加える．あらかじめ加熱した 1.25 % 硫酸を 200 ml 加え，冷却器を付けて 30 分間正確に煮沸する．

③ 冷却後冷却器をはずし，350 メッシュの銅網を付したアリン氏管をアスピレーターに取り付け，酸，可溶性物質を除く．熱水で容器，残渣の洗浄を繰り返し，洗浄液が酸性を呈さなくなるようにする．

④ アリン氏管の網面を洗いながら，あらかじめ加熱した 1.25 % NaOH 200 ml を三角フラスコに加え，酸の場合と同様に 30 分間煮沸する．

⑤ 吸引瓶にアダプターで固定したグラスフィルターへアスピレーターで吸引しながら残渣を熱水を用いて完全に流し込み，ロ液がアルカリ性を呈さなくなるまで熱水で洗浄を続ける．

⑥ グラスフィルターを定温乾燥器（110 ℃）中で 1 時間乾燥させる．

⑦ 水分測定法に準じて加熱，放冷を繰り返し恒量を求める（W_1 g）．

⑧ 恒量値が得られたらマッフル炉（450〜500 ℃）中で 1 時間灼熱する．

⑨ 灰分測定法に準じて灼熱，放冷を繰り返して恒量を求める（W_2 g）．

(E) 計　算：試料中の粗繊維は以下の計算式で求める．

$$粗繊維 (g/100g) = \frac{W_1 g - W_2 g}{S g} \times 100$$

S g：　試料採取量

W_1 g：　乾燥後のグラスフィルター ＋ 試料質量

W_2 g：　灼熱後のグラスフィルター ＋ 灰分質量

粗繊維の定量

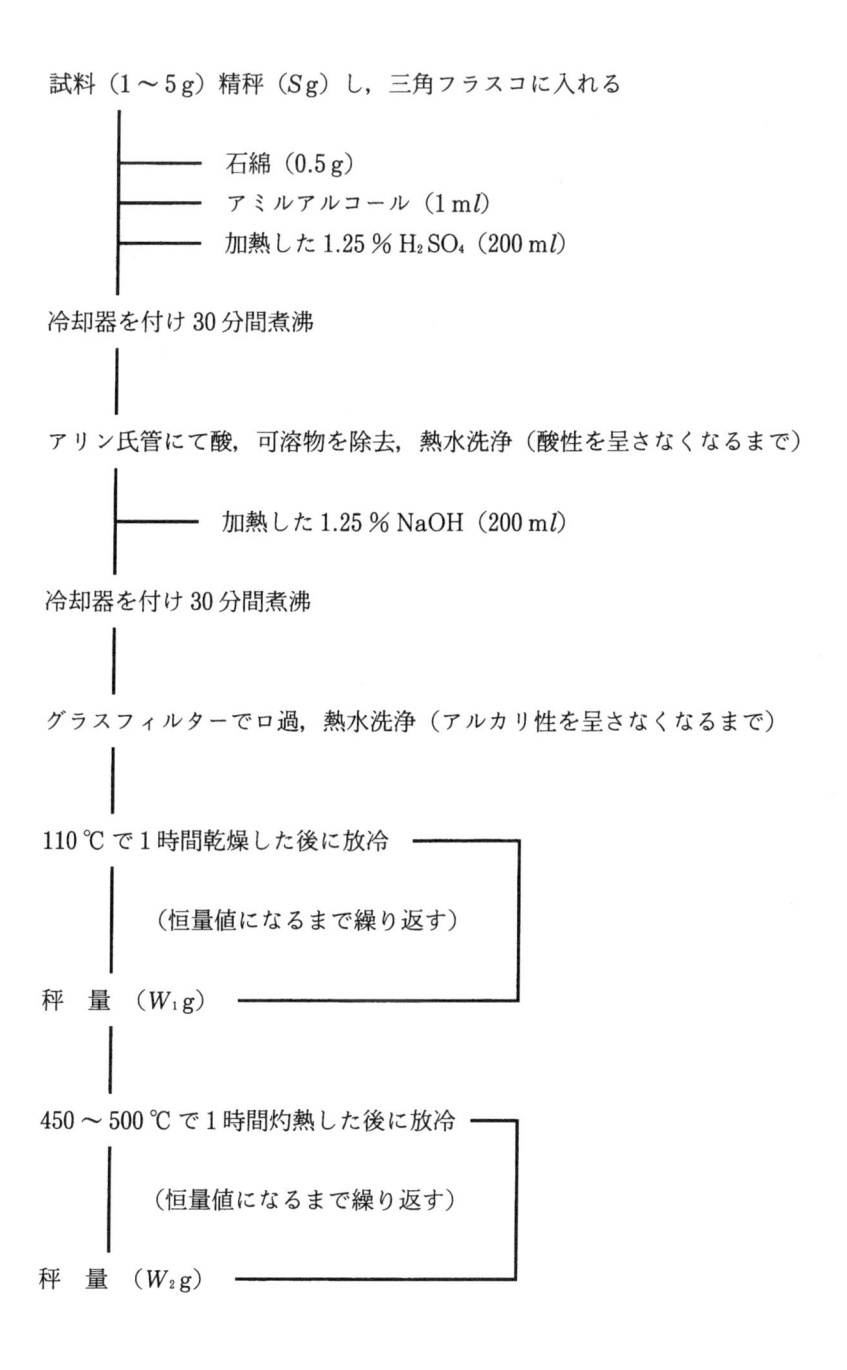

試料（1〜5 g）精秤（S g）し，三角フラスコに入れる
├── 石綿（0.5 g）
├── アミルアルコール（1 ml）
├── 加熱した 1.25 % H_2SO_4（200 ml）

冷却器を付け 30 分間煮沸

アリン氏管にて酸，可溶物を除去，熱水洗浄（酸性を呈さなくなるまで）
├── 加熱した 1.25 % NaOH（200 ml）

冷却器を付け 30 分間煮沸

グラスフィルターでロ過，熱水洗浄（アルカリ性を呈さなくなるまで）

110 ℃ で 1 時間乾燥した後に放冷 ─┐
　　（恒量値になるまで繰り返す）
秤量（W_1 g）──────────┘

450〜500 ℃ で 1 時間灼熱した後に放冷 ─┐
　　（恒量値になるまで繰り返す）
秤量（W_2 g）──────────┘

《糖質の定量》

(A) 方　　法：　ソモギー・ネルソン法

(B) 器具，装置　① すり合わせ三角フラスコ，② リービッヒ冷却管，③ 遠心分離器，④ ネジ口付き（またはすり合わせ）試験管，⑤ メスピペット，⑥ 分光光度計，⑦ ロート

(C) 試　　薬

(a) 除タンパク試薬

① 1.0 g/100 ml 水酸化バリウム溶液，② 1.0 g/100 ml 硫酸亜鉛溶液

(b) 加水分解試薬

① 0.1 N–HCl，② 25 % HCl，③ 0.1 N–NaOH，④ 10 % NaOH

(c) ソモギー試薬

① 無水炭酸ナトリウム 25 g，酒石酸カリウムナトリウム 12 g を 250 ml の純水に溶かす．
② 硫酸銅・5 水和物 4 g を 40 ml の純水に溶かし①に加えてよく撹拌する．
③ 炭酸水素ナトリウム 16 g を加えて溶かす．（A 液）
④ 無水硫酸ナトリウム 180 g を温純水に溶かし，500 ml とする．（B 液）
⑤ A 液と B 液を混合して純水で 1 L とする．
⑥ 1 週間後にロ過して室温で保存する．

(d) ネルソン試薬

① モリブデン酸アンモニウム 25 g を約 450 ml の純水に溶かし，これに濃硫酸 21 ml を加える．（D 液）
② ヒ酸二ナトリウム 3 g を 25 ml の純水に溶かす．（E 液）
③ D 液と E 液を混合して純水で 1 L とする．
④ 24 時間放置して室温で保存する．

(D) 操　　作

(a) 試料の加水分解

1) 還元糖，ショ糖の場合

① 試料が液体の場合はそのまま，固体の場合は精秤した試料を細かく砕いて三角フラスコに入れ，純水 25～100 ml を加えよく撹拌した後にロ過して一定量にする．

② タンパク質含有量の多い試料では除タンパクを行う．試料液 1 ml に対して水酸化バリウム溶液 8.5 ml を加えて軽く混合する．これに硫酸亜鉛溶液 8.5 ml を加えて強振する．これを遠心管に移し，3000 rpm で 5～10 分間遠心分離して上清を用いる．

③ 除タンパク後の試料液 50 ml を 200～300 ml 容すり合わせ三角フラスコに入れ，0.1 N-HCl 15 ml をメスシリンダーで加え，リービッヒ冷却管を装着して 30 分間沸騰湯浴中で加熱して加水分解する．

④ 冷却後 0.1 N-NaOH 15 ml で中和し，メスフラスコで 250 ml に定容する．

2) デンプンの場合

① 還元糖，ショ糖の場合と同様に，試料が液体の場合はそのまま，固体の場合は精秤した試料を細かく砕いて三角フラスコに入れる．

② 純水 200 ml と 25 % HCl 20 ml を加え，冷却管を装着して沸騰湯浴中で 2.5 時間加熱して加水分解を行う．（フラスコを時々揺すってかき混ぜる）

③ 冷却後，ロ過してロ液をビーカーに集める．ロ紙に残った残渣は温水をかけて洗浄し，洗浄液を同じビーカーに受ける．

④ 室温まで冷却後，10 % NaOH を加えて液性を微酸性にする．（pH 試験紙などで確認）

⑤ メスフラスコで 1 L に定容する．

⑥ タンパク質を多く含む場合は除タンパクし，その後に適宜希釈して試料溶液とする．

(b) ソモギー・ネルソン法による還元糖の定量

① 除タンパクされた試料液 0.5 ml をネジ付き試験管に採る．

② ソモギー試薬 2.0 ml を加えて軽く混合し，沸騰湯浴中で正確に 10 分間加熱する．

③ 流水中で冷却した後，ネルソン試薬 2.0 ml を加えて十分に撹拌する．

④ 純水を加えて 25 ml とし，よく混和する．

⑤ 分光光度計で 660（または 500）nm の吸光度を測定する．

* 検量線は特級試薬で作ったブドウ糖溶液（10, 20, 40, 60, 80, 100 μg/ml）およびブランクとして純水をそれぞれ 2.0 ml 採って同様の操作で作製する．

** ショ糖の場合は，ブドウ糖：果糖（1：1）の標準液で検量線を作製する．

(c) 計算方法

試料中のショ糖あるいはデンプン量を求めるには，検量線から得られた値に希釈率を乗じ，これにショ糖の場合は 0.95，デンプンの場合は 0.9 を乗じて糖質の含有量とする．

糖質の定量

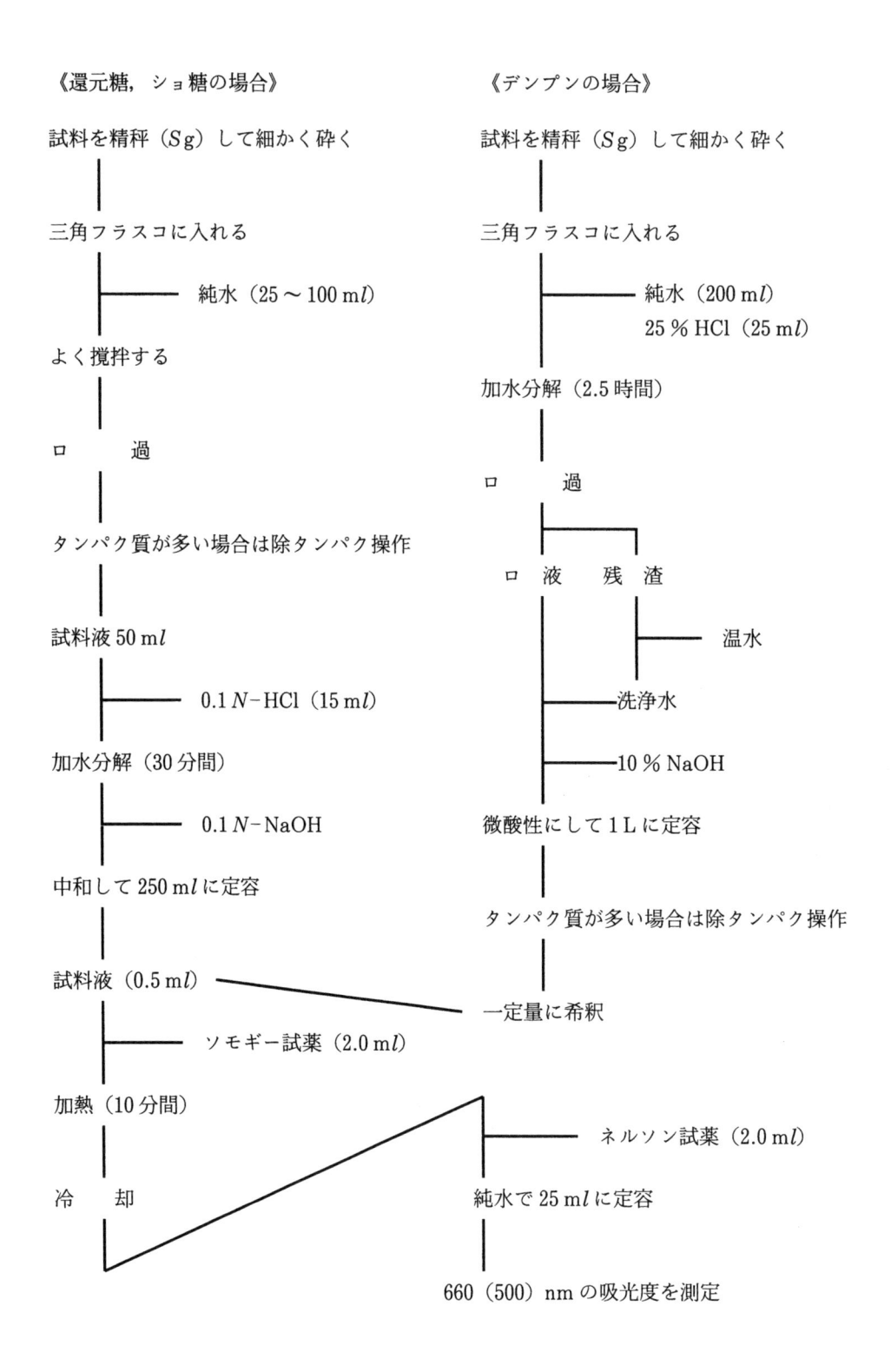

《還元糖，ショ糖の場合》

試料を精秤（S g）して細かく砕く
｜
三角フラスコに入れる
｜――― 純水（25～100 ml）
よく攪拌する
｜
ロ　過
｜
タンパク質が多い場合は除タンパク操作
｜
試料液 50 ml
｜――― 0.1 N-HCl（15 ml）
加水分解（30分間）
｜――― 0.1 N-NaOH
中和して 250 ml に定容
｜
試料液（0.5 ml）
｜――― ソモギー試薬（2.0 ml）
加熱（10分間）
｜
冷　却

《デンプンの場合》

試料を精秤（S g）して細かく砕く
｜
三角フラスコに入れる
｜――― 純水（200 ml）
　　　　25% HCl（25 ml）
加水分解（2.5時間）
｜
ロ　過
｜――――――――｜
ロ液　　　　　残渣
　　　　　　　　｜――― 温水
　　　　　　　洗浄水
｜――― 10% NaOH
微酸性にして 1 L に定容
｜
タンパク質が多い場合は除タンパク操作
｜
一定量に希釈
｜――― ネルソン試薬（2.0 ml）
純水で 25 ml に定容
｜
660（500）nm の吸光度を測定

《食物繊維の定量》

現在，食物繊維は栄養生理学的な観点からその重要性を疑うものはいないが，その定義や定量法については未だ見解の一致をみてはいない．食物繊維の定量法には種々の方法があるが，ここでは酵素・重量法であるAsp（アスプ）による総食物繊維の定量法を示す．

Asp（アスプ）法による総食物繊維の定量（小麦ふすまを試料とした場合）

(A) 測定原理

試料を耐熱性α－アミラーゼ，ペプシン，パンクレアチンの順に酵素処理を行い，あとに残る未分解の高分子性炭水化物（分析操作上は，78％のアルコール濃度で沈殿するものの乾燥重量を求め，それから灰分を差し引いたもの）を総食物繊維量としている．

(B) 器具，装置　① 三角フラスコ（100 ml），② メスシリンダー，③ 湯煎，④ pHメーター，⑤ ビーカー（500 ml），⑥ ガラス棒，⑦ ルツボ型ガラスロ過器（2GP160，柴田科学），⑧ 吸引ロ過鐘（グーチロートとゴムアダプター付き），⑨ アスピレーター，⑩ 電気定温乾燥器，⑪ 電気マッフル炉，⑫ 電子天秤，⑬ 振とう型恒温槽

(C) 試　薬

① 0.05 mol/L MES－Tris 緩衝溶液（pH6.0）：MES（2－モルホリノエタンスルホン酸一水和物）10.66 g と Tris［トリス（ヒドロキシメチル）アミノメタン］6.05 g を純水に溶解し，pH 6.0 に調整し，1 L とする．

② 耐熱性α－アミラーゼ：Novo 社製　Termamyl 120 L

③ ペプシン：和光純薬社製　digestive power　1：100

④ パンクレアチン：和光純薬社製，ブタ膵臓由来

⑤ 4 mol/L 塩酸，4 mol/L 水酸化ナトリウム溶液（pH 調整）

⑥ 95％（v/v）エチルアルコール

⑦ 78％（v/v）エチルアルコール：95％（v/v）エチルアルコール 800 ml に純水 200 ml を加える．

⑧ アセトン

⑨ セライト：和光純薬社製，No. 545

(D) 操　作

① 粉末試料1gを精秤し，100 ml三角フラスコに入れる．

② 0.05 mol/L MES－Tris 緩衝溶液（pH 6.0）25 ml をメスシリンダーで加え試料を完全に懸濁させる．

③ 耐熱性α－アミラーゼ（Termamyl）を0.1 ml加え，フラスコの口をアルミホイルでカバーし，湯煎の沸騰浴中で15分間加熱する．（この間5分毎に混合する）

④ 終了後，室温まで冷却し，純水20 mlをメスシリンダーで加え4 mol/L HClでpH 1.5に調整し，pHメーターの電極を数 mlの純水で洗浄する．

⑤ 0.1 gのペプシンを加え，フラスコの口をアルミホイルでカバーし，40℃の恒温槽で振とうしながら40分間反応させる．

⑥ 終了後，純水20 mlをメスシリンダーで加え4 mol/L NaOHでpH 6.8に調整し，電極を数 mlの純水で洗浄する．

⑦ 0.1 gのパンクレアチンを加え，フラスコの口をアルミホイルでカバーし，40℃の恒温槽で振とうしながら40分間反応させる．

⑧ 終了後，4 mol/L HClでpH 4.5に調整し，電極を数 mlの純水で洗浄する（この段階で冷蔵保存ができる）．

⑨ 酵素処理液の液量をメスシリンダーで計量する．

⑩ 500 mlビーカーに入れ，液量に対して4倍量の95％エチルアルコールをあらかじめ60℃に加温しておいて加え，ガラス棒で混合する．

⑪ 室温に正確に60分間放置して，食物繊維画分を沈殿させる．

⑫ あらかじめセライトを引き灰化した後，恒量を求めてあるルツボ型ガラス濾過器を用いて，沈殿させた溶液を吸引濾過する．

⑬ 濾過残渣を10 mlの純水で2回洗浄する．

⑭ 濾過残渣を10 mlの95％エチルアルコールで2回，10 mlのアセトンで2回洗浄する．

⑮ ルツボ型ガラス濾過器を105℃で一晩乾燥し，30分間デシケーター中で放冷した後，重量を測定する．（D_1）

⑯ 次いで，電気マッフル炉において525℃，5時間で灰化し，30分間デシケーター中で放冷した後，重量を測定する．（A_1）

* 空試験：試料を用いないで酵素および試薬のみで同様の操作を行う．
* ルツボ型ガラス濾過器の恒量
  ルツボ型ガラス濾過器に約0.6 gのセライト（濾過助剤）を入れ，純水，78％エチルアルコールで順次洗浄して均一な層を形成させ，105℃で2時間乾燥させ30分間デシケーター中で放冷した後，恒量を求める（D_0）．次いで，電気マッフル炉において525℃，2時間灼熱し，30分間デシケーター中で放冷した後，恒量を求める（A_0）．
* ペプシン，パンクレアチン酵素処理の反応時間は通常60分間であるが，小麦ふすまを試料とした場合，40分間で十分である．

(E) 計　　算：　試料中の総食物繊維量は以下の式で算出する．

$$総食物繊維量 (g/100g) = \frac{D-A-B}{S} \times 100$$

Dg：105℃乾燥後の質量（D_1-D_0）

Ag：550℃灰化後の質量（A_1-A_0）

Bg：空試験における，105℃乾燥後の質量と550℃灰化後の質量の差

Sg：試料採取量

食物繊維の定量

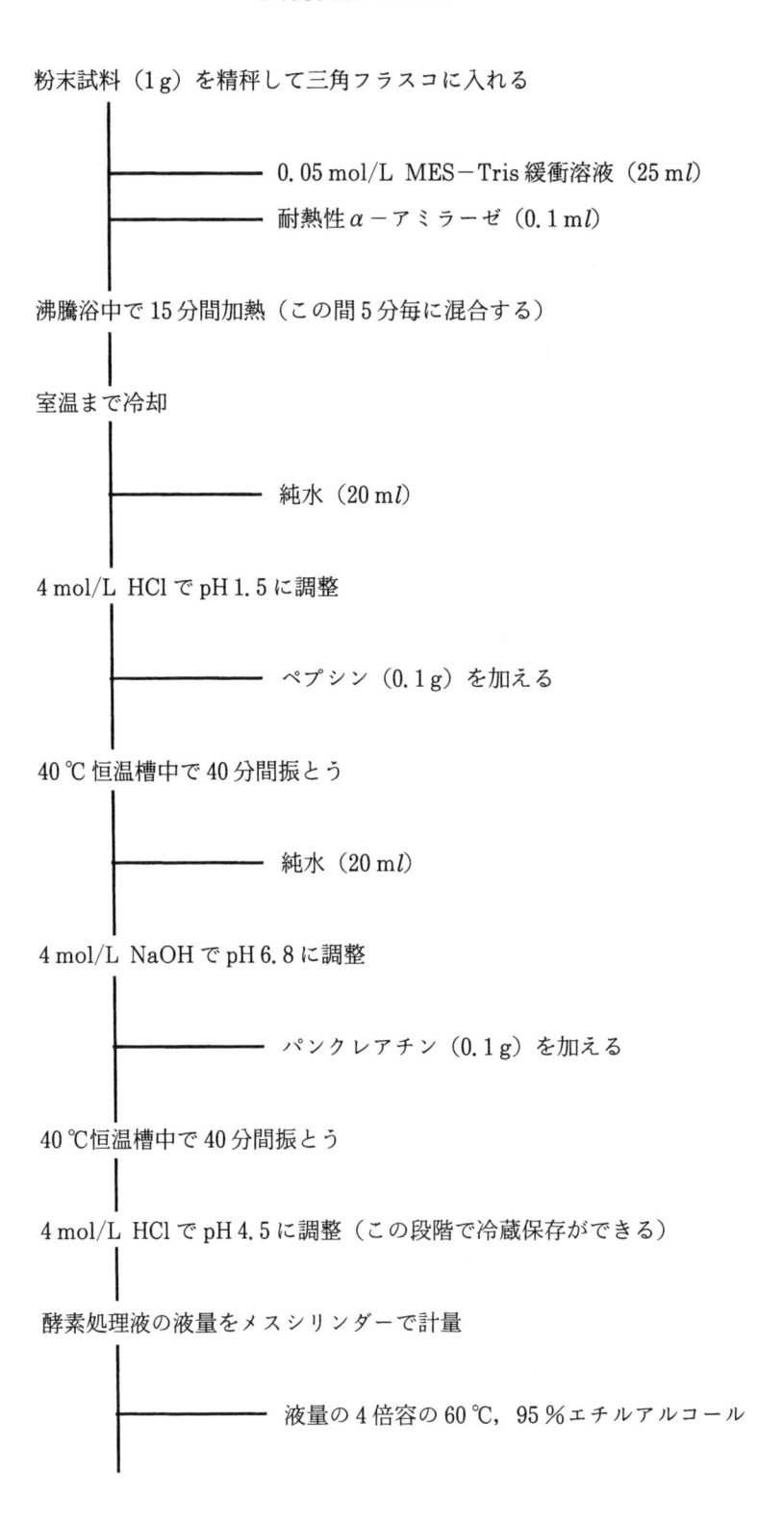

```
粉末試料（1g）を精秤して三角フラスコに入れる
│
├──── 0.05 mol/L MES−Tris 緩衝溶液（25 ml）
├──── 耐熱性α−アミラーゼ（0.1 ml）
│
沸騰浴中で15分間加熱（この間5分毎に混合する）
│
室温まで冷却
│
├──── 純水（20 ml）
│
4 mol/L HCl で pH 1.5 に調整
│
├──── ペプシン（0.1 g）を加える
│
40℃恒温槽中で40分間振とう
│
├──── 純水（20 ml）
│
4 mol/L NaOH で pH 6.8 に調整
│
├──── パンクレアチン（0.1 g）を加える
│
40℃恒温槽中で40分間振とう
│
4 mol/L HCl で pH 4.5 に調整（この段階で冷蔵保存ができる）
│
酵素処理液の液量をメスシリンダーで計量
│
├──── 液量の4倍容の60℃, 95％エチルアルコール
│
```

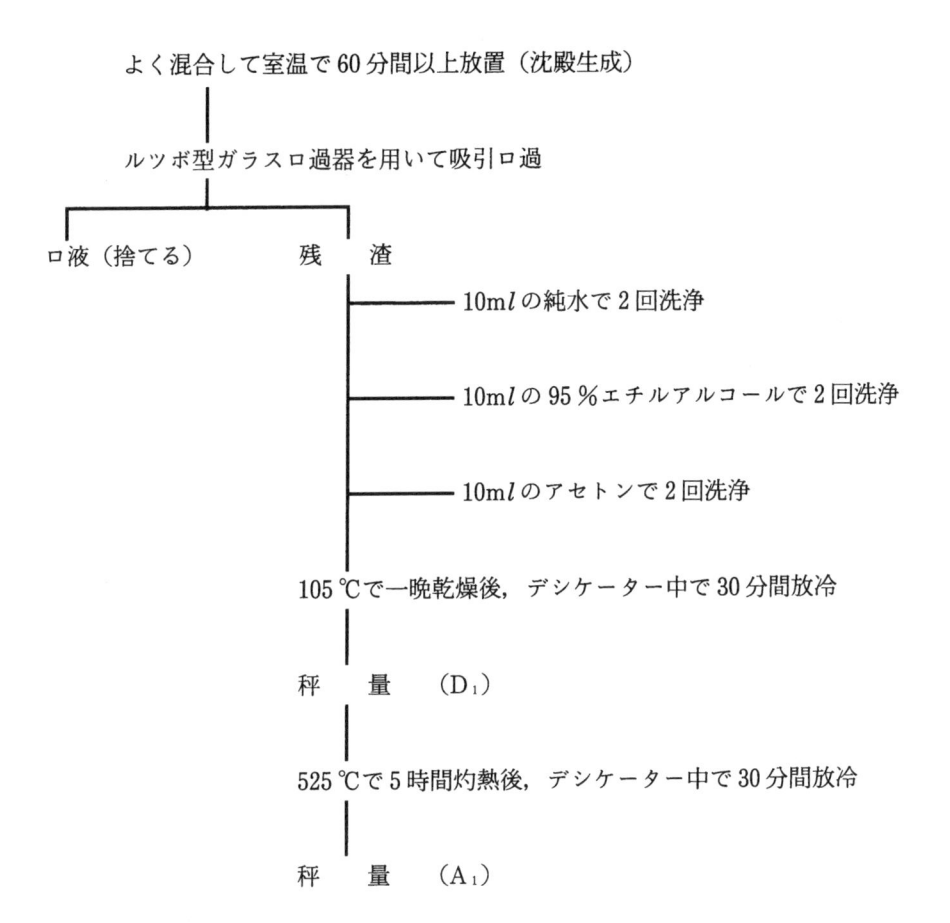

```
            よく混合して室温で60分間以上放置(沈殿生成)
                          │
            ルツボ型ガラス濾過器を用いて吸引濾過
            ┌─────────────┴─────────────┐
        濾液(捨てる)                    残渣
                                        ├──── 10mlの純水で2回洗浄
                                        │
                                        ├──── 10mlの95%エチルアルコールで2回洗浄
                                        │
                                        ├──── 10mlのアセトンで2回洗浄
                                        │
                          105℃で一晩乾燥後,デシケーター中で30分間放冷
                                        │
                                    秤 量 ($D_1$)
                                        │
                          525℃で5時間灼熱後,デシケーター中で30分間放冷
                                        │
                                    秤 量 ($A_1$)
```

3.1.6 灰分の定量

灰分とは一般的には食品を完全に燃焼させて残る灰，すなわち無機質の量であると定義される．しかし，実際には原子吸光法などで個々の無機質を測定した総量と灰分とは一致しないことが多い．これは，食品中に含まれる塩素などの一部が灰化により損失したり，あるいは有機物の構成成分である炭素の一部が無機質と結合し，炭酸塩として灰中に残ることも多いからである．したがって，**$550 \sim 600\,°C$ の直接灰化法により測定した灰分は厳密な意味では粗灰分ということになる．**

(A) 方　　法： 直接灰化法

(B) 器具，装置
① 磁製ルツボ（図3.10参照），② ルツボバサミ，③ 電気マッフル炉（図3.11参照），
④ デシケーター

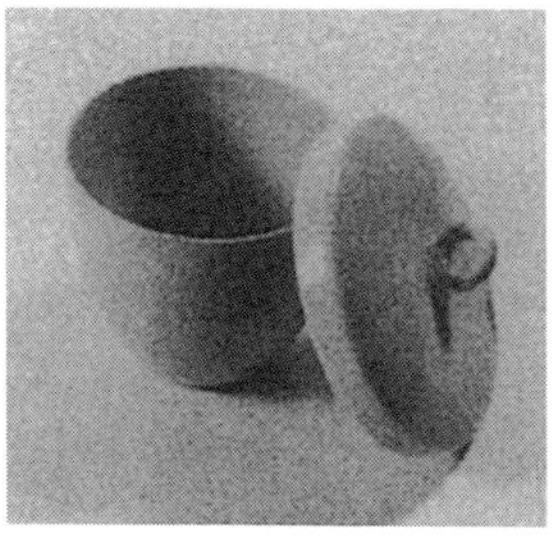

図3.10 ルツボ 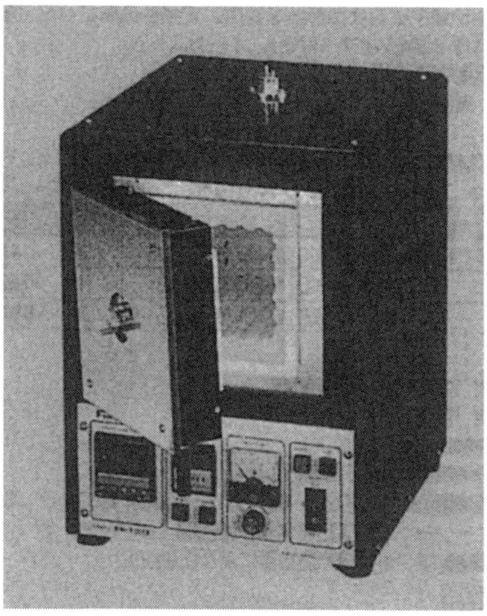　　　　　　　　図3.11 電気マッフル炉

(C) 操　　作
① ルツボとふたをよく洗浄し，乾燥器中で乾燥させる．
② ルツボとふたを電気マッフル炉に入れ550℃で2時間灼熱する．その後，デシケーター中で30分間放冷し，天秤で精秤する．
③ ②と同様に30分間灼熱，デシケーター中で30分間放冷，質量測定を繰り返し恒量値を求める（恒量値は±0.5 mgとなった質量とする）．（W_0 g）
④ 恒量値となったルツボに試料約2gを直接秤量した後に精秤する．（W_1 g）
⑤ 電気マッフル炉中では，ふたはルツボの横に置き，煙がでなくなるまで200℃で加熱す

る．その後，550 ℃で全体が灰白色になるまで数時間灼熱する．（初期に低温で加熱すると試料は炭化して有機物が揮散し発煙すると同時に黒塊となる．これを高温で灼熱すると大部分の炭素も酸化されてCO_2として揮散して灰白色の灰分が残る）

⑥ ②，③と同様の方法で灼熱，放冷を繰り返し恒量値を求める．（W_2 g）

(D) 計　算： 試料中の灰分は以下の式で求める．

$$灰分 (g/100g) = \frac{W_2 g - W_0 g}{W_1 g - W_0 g} \times 100$$

W_0 g： ルツボの質量（恒量値）
W_1 g： 試料の質量 ＋ ルツボ質重量
W_2 g： 灰化後の試料質量 ＋ ルツボの質量（恒量値）

灰分の定量

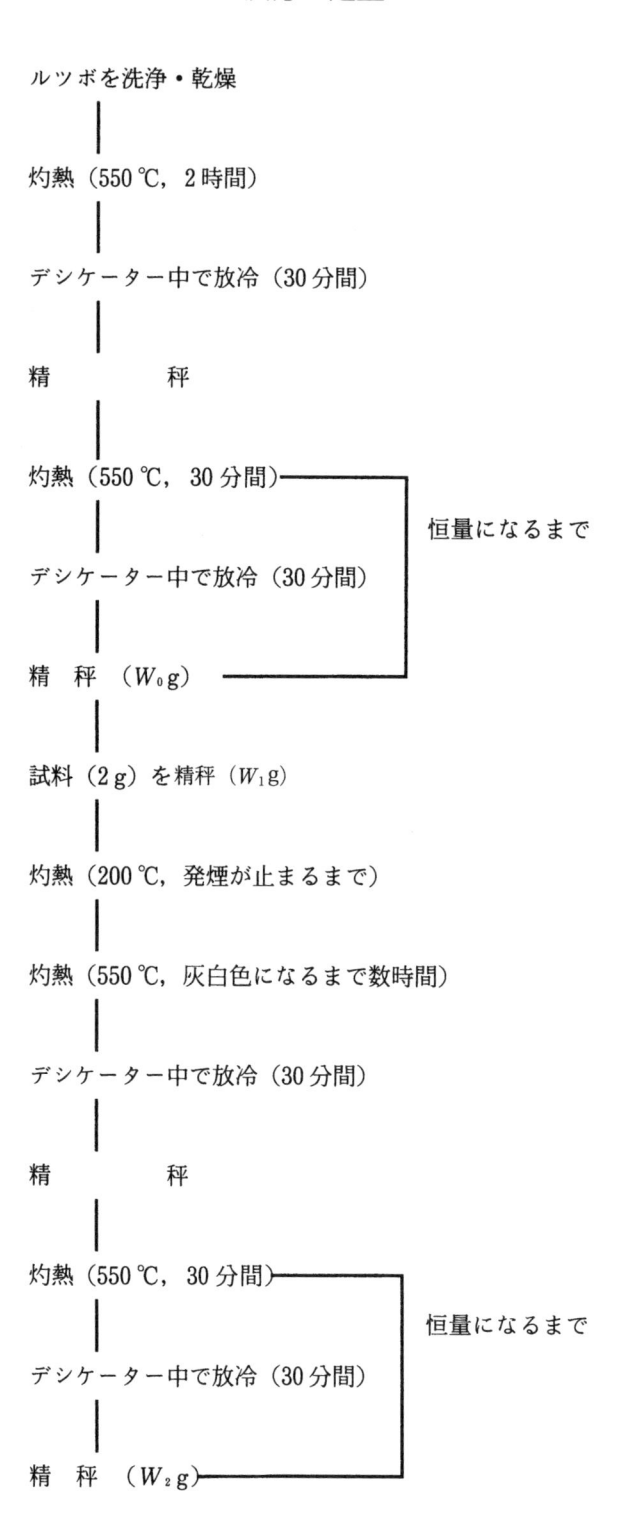

ルツボを洗浄・乾燥
｜
灼熱（550℃，2時間）
｜
デシケーター中で放冷（30分間）
｜
精　秤
｜
灼熱（550℃，30分間）———┐
｜　　　　　　　　　　　　｜恒量になるまで
デシケーター中で放冷（30分間）｜
｜　　　　　　　　　　　　｜
精　秤（W_0 g）————————┘
｜
試料（2 g）を精秤（W_1 g）
｜
灼熱（200℃，発煙が止まるまで）
｜
灼熱（550℃，灰白色になるまで数時間）
｜
デシケーター中で放冷（30分間）
｜
精　秤
｜
灼熱（550℃，30分間）———┐
｜　　　　　　　　　　　　｜恒量になるまで
デシケーター中で放冷（30分間）｜
｜　　　　　　　　　　　　｜
精　秤（W_2 g）————————┘

3.2 ビタミンCの定量

　食品中のビタミンCには還元型のL-アスコルビン酸（AsA）と酸化型のデヒドロアスコルビン酸（DAsA）がある．この他，類縁化合物としてエリソルビン酸があり，酸化防止剤として食品に添加されている．生体内で還元型と酸化型のビタミンCは同様の生理作用を示すが，還元型のほうが有効で存在量もはるかに多いとされている．これらは相互変換することから，食品標準成分表でのビタミンCとは両者を合わせた総ビタミンCのことを指す．

　ビタミンCの定量法には，L-アスコルビン酸の$-C(OH)=C(OH)-C(=O)-$（diendiol基）による強い還元性を利用する方法と，酸化されたデヒドロアスコルビン酸の有するカルボニル基と2,4-ジニトロフェニルヒドラジン（DNP）との反応性を利用する方法に分類できる．前者は，2,6-ジクロロフェノールインドフェノール法（滴定法および比色法）等があり，実験操作が簡便で特別な器具も必要としない．後者は，2,4-ジニトロフェニルヒドラジン法（ヒドラジン法）がある．ヒドラジン法はインドフェノール法よりも精度が高く，ビタミンC含量の低い試料も正確に測定できる．しかし，硫酸添加操作が煩雑で測定に長時間を要する等の考慮すべき問題もあり，これらの方法にはそれぞれ一長一短がある．

　そこで本実験書では，ヒドラジン法とインドフェノール法の両者について述べることとする．

3.2.1　2,4-ジニトロフェニルヒドラジン法（ヒドラジン法）によるビタミンCの定量

（A）　測定原理

　DAsAの有するカルボニル基が2,4-dinitrophenylhydrazine（DNP）と作用して生成する赤色のオサゾン（osazone）を硫酸に溶かし，分光光度計を用いて吸光度を測定する．

（B）　器具，装置

① ガーゼ，② 遠沈管50 ml，③ 遠心分離器，④ ブフナー型ロート，⑤ ロ紙，⑥ 吸引瓶，⑦ アスピレーター，⑧ メスフラスコ100 ml，⑨ ホールピペット10 ml，⑩ メスピペット1 ml，5 ml，⑪ 試験管13×150 mm，⑫ 恒温槽，⑬ 分光光度計

（C）　試　薬

① 5％メタリン酸溶液，② 0.2％インドフェノール（2,6-dichlorophenol indophenolのNa塩）溶液（用時調製），③ 1％チオ尿素－5％メタリン酸溶液，④ DNP液：2,4-dinitrophenylhydrazine 2 gを9 N-硫酸100 ml に溶解する，⑤ 85％硫酸，⑥ 0.002％，0.004％，0.006％標準アスコルビン酸－5％メタリン酸溶液

(D) 操　作

(a) 試料液の調製

① かんきつ類の果肉をガーゼにくるんで，果汁を絞り出す．
② 果汁を遠沈管に入れ，遠心分離（1000 rpm，5 分間）する．
③ 上清をブフナー型ロートで吸引ロ過する．
④ ロ液 10 ml を 5 ％メタリン酸溶液で 100 ml に定容する．（試料液）
⑤ 試料液は，室温放置，冷凍保存の二通りで一週間保存する．

(b) 総ビタミン C の定量

【本試験】

① 試料液 1 ml（室温および冷凍で一週間保存したもの）を試験管に入れる．
② 0.2 ％インドフェノール溶液 1～2 滴を加え，1 分間放置する．（放置後も桃色が残ること）
③ 1 ％チオ尿素－5 ％メタリン酸溶液 1 ml を加える．
④ DNP 液 0.5 ml を加える．
⑤ 湯浴中で，50 ℃，70 分間加熱する．
⑥ 氷水中で冷却する．
⑦ 85 ％硫酸 2.5 ml を徐々に滴加する．（氷水中で振とうしながら）
⑧ 試験管を激しく振とうする．
⑨ 室温で 30 分間放置する．
⑩ 分光光度計にて比色する．（540 nm）

【盲試験】

恒温槽中での加熱は行わず，DNP 液は，85 ％硫酸を加えた後に入れる．あとは本試験と同じ操作を行う．

(c) 酸化型ビタミン C の定量

総ビタミン C の定量と同じ操作（上記の (b) の操作）だが，②の操作は行わない．

(d) 検量線の作成

① 0.002 ％，0.004 ％，0.006 ％標準アスコルビン酸－5 ％メタリン酸溶液および 5 ％メタリン酸溶液をそれぞれ試験管に 1 ml ずつ入れる．
② あとは (b) の本試験②以降と同じ操作．（盲試験は行わない）

* (b)～(d) では，少なくとも同じ試料の測定を 2 回以上行い，その平均値を求める．

(E) 計　算

総ビタミンC量（mg/100 ml）＝ 検量線より求めた濃度（mg/100ml）× 100/10

酸化型ビタミンC量（mg/100 ml）＝ 検量線より求めた濃度（mg/100ml）× 100/10

還元型ビタミンC量（mg/100ml）＝ 総ビタミンC量 － 酸化型ビタミンC量

ビタミンCの定量

～ヒドラジン法～

《試料調製》

　　　　　かんきつ類の果肉をガーゼに包み搾汁し，果汁を遠沈管に入れる
　　　　　｜
　　　　遠心分離（1000 rpm，5分間）
　　　　┌─┴─┐
　　　上清　　沈殿
　　　｜
　　ブフナー型ロートで吸引ロ過
　　┌─┴─┐
　　ロ液　　残渣
　　｜
　ロ液10 ml を5％メタリン酸でメスフラスコで100 ml に定容
　（半量を冷凍，残りを室温で1週間保存）

《定量操作》

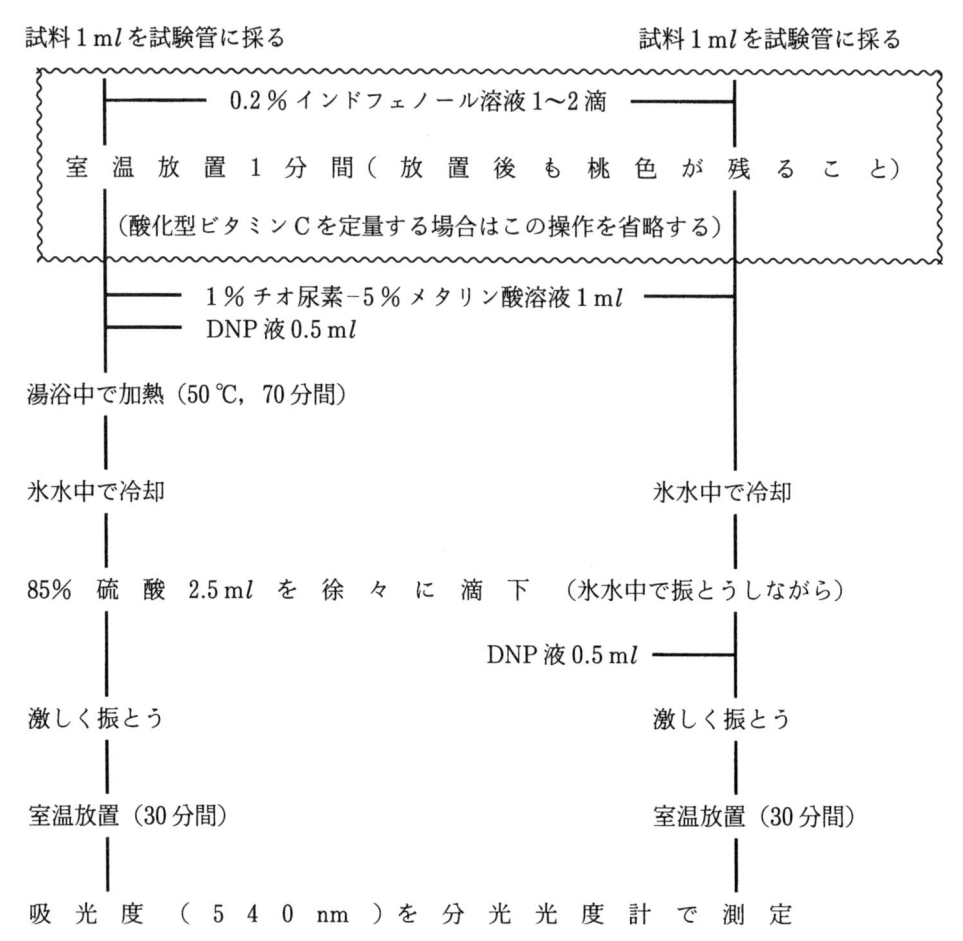

【本試験】　　　　　　　　　　　　　　　　　　　【盲試験】

試料1 mlを試験管に採る　　　　　　　　　　　　試料1 mlを試験管に採る

├――――0.2％インドフェノール溶液1～2滴――――┤

室温放置1分間（放置後も桃色が残ること）

（酸化型ビタミンCを定量する場合はこの操作を省略する）

├――――1％チオ尿素-5％メタリン酸溶液1 ml――――┤
├―DNP液0.5 ml

湯浴中で加熱（50℃，70分間）

氷水中で冷却　　　　　　　　　　　　　　　　　　氷水中で冷却

85％硫酸2.5 mlを徐々に滴下（氷水中で振とうしながら）

　　　　　　　　　　　　　　　　　　DNP液0.5 ml―┤

激しく振とう　　　　　　　　　　　　　　　　　　激しく振とう

室温放置（30分間）　　　　　　　　　　　　　　　室温放置（30分間）

吸光度（540 nm）を分光光度計で測定

3.2.2 2,6-ジクロロフェノールインドフェノール滴定法によるビタミンCの定量

(A) 測定原理

2,6-ジクロロフェノールインドフェノール（インドフェノール）は酸性溶液中で酸化型は紅色，還元型は無色である．この性質を利用して既知濃度の還元型ビタミンCを一定量のインドフェノール液に滴下して酸化型から還元型に変えて無色とする．つぎに未知濃度の試料溶液を同様にインドフェノール液に滴下し，酸化型から還元型に変えて無色とする．それぞれの滴定量から還元型ビタミンCの量を求めることができる．

(B) 器具, 装置 ① 乳鉢, ② 遠沈管（50 ml）, ③ 遠心分離器, ④ 褐色ミクロビュレット（2 ml）またはメスピペット（1〜2 ml）, ⑤ 三角フラスコ（50 ml）, ⑥ ホールピペット（5 ml）, ⑦ メスシリンダー, ⑧ 駒込ピペット

(C) 試　薬

① 5％メタリン酸溶液： メタリン酸（HPO_3）5 g を純水 95 ml に溶解する．

② 2％メタリン酸溶液： 5％メタリン酸溶液 40 ml を純水で 100 ml とする．

③ 0.001 N-ヨウ素酸カリウム溶液： 0.1 N-ヨウ素酸カリウム溶液（KIO_3 0.357 g を純水で溶解し，100 ml とする．力価を決定しておく）を原液とし，使用時に原液 1 ml を正確に純水で 100 ml とする．原液は褐色瓶に入れ，冷蔵庫に保存する．

④ 6％ヨウ化カリウム溶液： 使用直前に調製する．

⑤ 1％デンプン溶液

⑥ 還元型ビタミンC標準溶液： L-アスコルビン酸結晶約 4 mg を 2％メタリン酸溶液に溶解して 100 ml とし，冷蔵庫に保存する．この溶液の正確な濃度は，先に調製した 0.001 N-ヨウ素酸カリウム溶液によって定める．

⑦ インドフェノール溶液： 2,6-ジクロロフェノールインドフェノールのナトリウム塩 2.5 mg を純水 250 ml に溶解し，口過する．毎回調製する．

⑧ 海砂： 市販海砂を用いる．

(D) 操　作

(a) 試料の調製法

① 試料一定量（5〜10 g）を採取して乳鉢に入れ，試料 1 g につき 4 ml の 5％メタリン酸を加え，海砂を適量加えて，氷中でよく摩砕する．

② つぎに，試料 1 g につき 5 ml の純水を加え，よく混合する．摩砕液の一部を遠沈管に入れた後，遠心分離（3000 rpm, 5 分間）を行い，上澄み液を試料溶液とする．

(b) 還元型ビタミンC標準溶液の濃度の標定

① 還元型ビタミンC標準溶液5 mlをホールピペットで50 ml容三角フラスコに採取する．

② ヨウ化カリウム溶液0.5 mlとデンプン指示薬数滴を加えて混合し，ミクロビュレット（メスピペットでも可）から，0.001 N-ヨウ素酸カリウム溶液を滴下する（本試験）．

③ 終点は，白い紙の前で見て，液層の色が明らかに青色を認める点の一滴手前を終点とする．

④ 別の三角フラスコで還元型ビタミンC標準溶液の代わりに2％メタリン酸溶液を用いて空試験を行い，その量を本試験の滴定から差し引く．

(c) 還元型ビタミンCによるインドフェノールの滴定

① 50 ml容の三角フラスコにインドフェノール溶液5 mlをホールピペットで採取する．

② 還元型ビタミンC標準溶液をミクロビュレット（メスピペット）から滴下する．最初青色であるが，還元型ビタミンCの滴下とともに紅色となり，ついでこの紅色が消失する．この痕跡がなくなる点を終点とし，滴定値（A ml とする）を読み取る．本滴定の所要時間は1～3分間とする．

(d) 試料溶液によるインドフェノールの滴定

① 50 ml容の三角フラスコにインドフェノール溶液5 mlをホールピペットで採取する．

② 調製した試料液をミクロビュレット（メスピペットでも可）に取り，同様に滴定する．この時の滴定値（B ml とする）を読み取る．

(E) 計　算

インドフェノール滴定法による試料中還元型ビタミンC量は1），2）の式より求める．

1) 還元型ビタミンC標準溶液の濃度 b（mg％）の標定

$$b\,(\text{mg \%}) = (\text{本試験滴定値} - \text{空試験滴定値}) \times \frac{1}{5} \times 0.088 \times F \times 100$$

　　0.088： 0.001 N-ヨウ素酸カリウム溶液1 mlは0.088 mg 還元型ビタミンCに相当する．

　　F： 0.001 N-ヨウ素酸カリウム溶液の力価

2) 試料中の還元型ビタミンC量（mg％）

$$\text{還元型ビタミンC量}\,(\text{mg \%}) = b \times \frac{A}{B} \times D$$

　　b： 還元型ビタミンC標準溶液の濃度（mg％）
　　A： インドフェノール溶液に対する還元型ビタミンC標準溶液の滴定値（ml）
　　B： インドフェノール溶液に対する試料溶液の滴定値（ml）
　　D： 希釈倍数

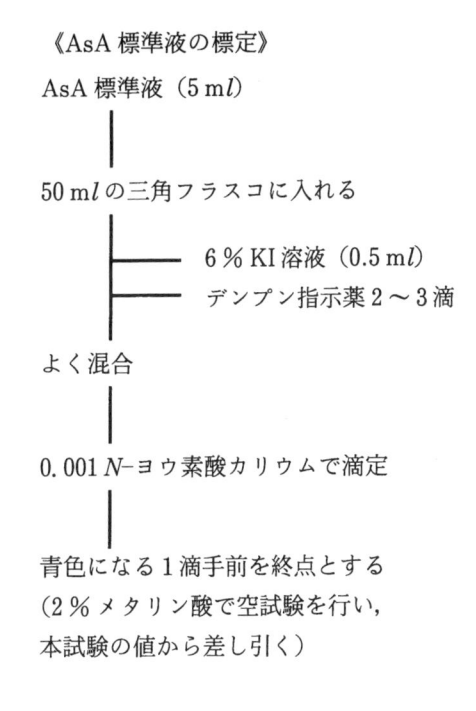

～インドフェノール法～

《試料調製》

試料（5～10 g）を秤量して乳鉢に入れる
　　　├── 4 倍容の 5％メタリン酸
海砂を適量入れて摩砕する（氷冷しながら）
　　　├── 5 倍容の純水
よく混和する
│
摩砕液の一部を遠心管に採る
│
遠心分離（3000 rpm，5 分間）
│
上清を試料溶液とする

《定量操作》

インドフェノール溶液（5 ml）を採る
│
50 ml の三角フラスコに入れる
│
AsA 標準液で滴定
（青色 → 紅色 → 無色に変化）
│
紅色の痕跡がなくなる点を終点とする

　《インドフェノールによる試料液の滴定》

　インドフェノール溶液（5 ml）を採る
　│
　50 ml の三角フラスコに入れる
　│
　試料液で滴定
　（青色 → 紅色 → 無色に変化）
　│
　紅色の痕跡がなくなる点を終点とする

《AsA 標準液の標定》

AsA 標準液（5 ml）
│
50 ml の三角フラスコに入れる
　　　├── 6％KI 溶液（0.5 ml）
　　　├── デンプン指示薬 2～3 滴
よく混合
│
0.001 N-ヨウ素酸カリウムで滴定
│
青色になる 1 滴手前を終点とする
（2％メタリン酸で空試験を行い，本試験の値から差し引く）

3.3 ローリー法によるタンパク質の定量

タンパク質の定量方法としてはケルダール法，ビウレット法，ローリー法，色素結合法，紫外部吸収法，比濁法，屈折率法がある．ここでは，微量タンパク質の定量法として最もよく用いられているローリー法を用いてタンパク質の定量操作について説明する．

（A）方　　法：　ローリー法

アルカリ性で銅イオンとタンパク質がビウレット反応で呈色することと，リンモリブデン酸（タングステン酸）がタンパク質中のトリプトファンとチロシンによって還元されてリンモリブデンブルーの青色を呈することに基づいている．本法は非常に測定感度が高く，$10\,\mu g/ml$ でも測定可能でビウレット法の100倍，紫外部吸収法の10～20倍程度高い．

（B）器具，装置　① 薬包紙，② ネジ付き遠沈管（50 ml），③ 恒温槽，④ 遠心分離機，⑤ 分光光度計，⑥ 試験管，⑦ メスフラスコ（100 ml），⑧ 駒込ピペット，⑨ メスピペット

（C）試　　薬
① 1 N-水酸化ナトリウム溶液
② ローリー法試薬
　A：　2％炭酸ナトリウム－0.1 N-水酸化ナトリウム
　B：　0.5％硫酸銅－1％酒石酸ナトリウム溶液
　C：　アルカリ性銅試薬（A：B＝50：1用時調製）
　D：　フォリン試薬（フェノール試薬）
　E：　タンパク質標準溶液（牛血清アルブミン）$100\,\mu g/ml$

注1）Cは混合した後，長時間放置すると銅が析出するので使用直前に手早く混合すること．
注2）Dを添加した後は直ちに溶液をよく撹拌すること．

（D）操　　作
① 試料（1 g）を精秤し，50 ml容遠沈管に入れる（S g）
② 1 N-NaOH（20 ml）を加えてふたをしっかりと閉め，40℃の温浴中で加温溶解する．
③ 3500 rpm で5分間遠心分離し，上清を得る．
④ 残渣に20 mlの純水を加え撹拌し，沈殿を洗う．

⑤ 3500 rpm で5分間遠心分離し，上清を得る．（④，⑤を2回繰り返す）
⑥ 遠心分離により得られた3回分の上清を集め，100 ml に定容する．（浮遊物が多い場合は定容前に口過して除去する）
⑦ 試料溶液を 0.2 ml 採り，純水 9.8 ml を加える（50倍に希釈する）．（タンパク質濃度として 10～100 μg/ml）
⑧ 希釈した試料液（1.0 ml）を試験管に採る．
⑨ アルカリ性銅試薬（C試薬）を 5.0 ml 加えて撹拌し，室温で10分間静置する．
⑩ フェノール試薬（D液）を 0.5 ml 加え，直ちに撹拌し室温で15分間静置する．
⑪ 分光光度計で 750 nm の吸光度を測定する．

＊ 試料と同時に牛血清アルブミンを標準タンパク質とし，検量線を作成する．

(E) 計　算

ローリー法により求めた試料中タンパク質量は以下の式で求める

$$タンパク質量（\%）= 検量線より求めた濃度（\mu g/ml）\times \frac{10}{0.2} \times 100 \times \frac{1}{1000} \times \frac{1}{1000} \times \frac{1}{s} \times 100$$

ローリー法によるタンパク質の定量

《試料調製》

試料（1 g）を精秤し，50 ml 容のネジ付き遠沈管に入れる
　├── 1 N-NaOH　20 ml
40 ℃の温浴中で 1 時間加温溶解
│
遠心分離（3500 rpm，5 分間）
├─────────────┬─────────────┐
上　清　　　　　　　沈　殿（2 回繰り返す）
│　　　　　　　　　├── 純水　20 ml
│　　　　　　　　撹　拌
│　　　　　　　　　│
│　　　　　　　遠心分離（3500 rpm，5 分間）
│　　　　　　　　　│
│　　　　　　　　上　清
│
（3 回分の上清を合わせる）
│
浮遊物が多い場合には口過を行う
│
100 ml に定容（メスフラスコ）
│
純水で 50 倍希釈して試料溶液とする（試験管）

《測定方法》
＊試料溶液 1.0 ml（タンパク質として 10～100 μg 含有）
├── アルカリ性銅試薬（C）　5.0 ml

撹拌後 10 分間室温にて放置

├── フェノール試薬（D）　0.5 ml

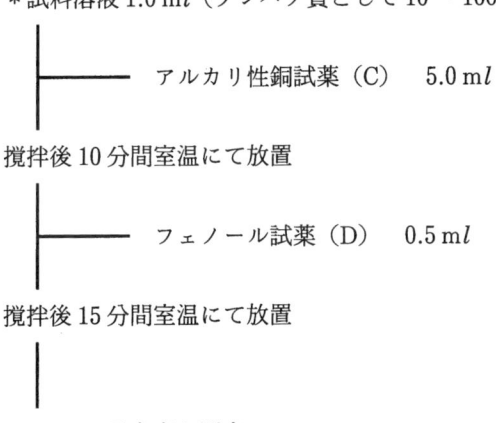

撹拌後 15 分間室温にて放置

750 nm の吸光度を測定

＊検量線作成の場合はここから始める．

注3) 検量線作成用標準液, 試料とも1濃度段階で3検体ずつ作成し平均をとる．50倍希釈した試料は, 原液だけでなく更に2倍, 5倍, 10倍に希釈した試料を調製し, 同時に濃度を測定する．測定した結果, 検量線の中程になった値を採用する．

表 3.7　標準タンパク質の希釈方法

濃度（μg/ml）	標準液（BSA）量（ml）	水（ml）
100	1.0	0
80	0.8	0.2
60	0.6	0.4
40	0.4	0.6
20	0.2	0.8
0	0	1.0

付　表

付表1　市販試薬の濃度[1]

市販品	比重 (15°/4°)	%	g/100 ml	モル濃度	規定度
濃　　塩　　酸	1.19	37	44.0	12	12
局　方　塩　酸	1.15	30	34.5	9.3	9.3
希　　塩　　酸	1.04	7.1	7.3	2	2
濃　　硝　　酸	1.42	70	99	16	16
局　方　硝　酸	1.15	25	28.8	4.5	4.5
希　　硝　　酸	1.07	11.8	12.6	2	2
濃　　硫　　酸	1.84	96.2	177	18	36
希　　硫　　酸	1.06	9.2	9.8	1	2
濃　リ　ン　酸	1.71	85	145	14.8	44.4
局方リン酸	1.12	20	22.4	2.3	7
氷　　酢　　酸	1.06	98	104	17.3	17.3
局　方　酢　酸	1.04	30	31.2	5.2	5.2
ア　ン　モ　ニ　ア　水	0.90	28	25	15	15
局方アンモニア水	0.96	10	9.6	5.6	5.6
過　酸　化　水　素	1.11	30	33	9.7	9.7
局方過酸化水素	1.01	3	3	0.9	0.9
局方純(エチル)アルコール	0.796	99	99.5 v%	17.1	—
(エチル)アルコール	0.81	95	96 v%	16.7	—
局方(エチル)アルコール	0.83	87	91 v%	15.6	—

付表2　試薬作成の手引[2]

試　薬	調　製　法
濃 HCl (12 N) 6 N-HCl	比重 1.19, 37 w% (比重 1.18, 35% 11.3 N) 濃 HCl : H_2O = 1 : 1 (11.3 N の場合は 1 : 09)
濃 H_2SO_4 (36 N) 6 N-H_2SO_4	比重 1.84, 96 w% 濃 H_2SO_4 : H_2O = 1 : 5
濃 HNO_3 (14.5 N) 6 N-HNO_3	比重 1.40, 65 w% 濃 HNO_3 : H_2O = 10 : 14
純 CH_3COOH (17 N) 6 N-CH_3COOH	99.5 w% 純 CH_3COOH 350 ml に水 650 ml を加える
6 N-$HClO_4$ 濃 NH_4OH (15 N) 6 N-NH_4OH	$HClO_4$ (60%) 650 ml に水 350 ml を加える 比重 0.90, 28 w% (NH_3) 濃 NH_4OH : H_2O = 4 : 6
6 N-NaOH 6 N-KOH 飽和 $Ca(OH)_2$ (約 0.04 N) 飽和 $Ba(OH)_2$ (約 0.4 N)	固体純 NaOH 253 g を水に溶かして 1 L とする 固体純 KOH 393 g を水に溶かして 1 L とする 生石灰 (CaO) 約 5 g を水 1 L に加え, よく振って, その上澄液を用いる 65 g の $Ba(OH)_2\cdot 8H_2O$ を水 1 L に加えよく振って, その上澄液を用いる

1), 2) 中村カホル他:「基礎食品学実験書」p.164 三共出版 (1993)

付表3 酸・塩基指示薬の調製法および変色域

指示薬	変色域	溶液の調製方法
メタニルエロー	赤　1.2−2.3　黄	0.10 g ＋ 水（→100 ml）
チモールブルー（酸性側）	赤　1.2−2.8　黄	0.10 g ＋ エチルアルコール（95容量%）20 ml ＋ 水（→100 ml）
トロペオリンOO	赤　1.3−3.2　黄	1.0 g ＋ 水（→100 ml）
2,6-ジニトロフェノール	無色 2.4−4.0 黄	0.10 g ＋ エチルアルコール（95容量%）50 ml ＋ 水（→100 ml）
メチルエロー	赤　2.9−4.0　黄	0.10 g ＋ エチルアルコール（95容量%）90 ml ＋ 水（→100 ml）
ブロムフェノールブルー	黄　3.0−4.6 青紫	0.10 g ＋ エチルアルコール（95容量%）20 ml ＋ 水（→100 ml）
メチルオレンジ	赤　3.1−4.4 橙黄	0.10 g ＋ 水（→100 ml）
コンゴーレッド	青紫 3.0−5.0 赤橙	0.10 g ＋ 水（→100 ml）
アリザリンS	黄　3.7−5.2 橙赤	0.10 g ＋ 水（→100 ml）
ブロムクレゾールグリーン	黄　3.8−5.4　青	0.04 g ＋ エチルアルコール（95容量%）20 ml ＋ 水（→100 ml）
2,5-ジニトロフェノール	無色 4.0−5.8　黄	0.10 g ＋ エチルアルコール（95容量%）20 ml ＋ 水（→100 ml）
メチルレッド	赤　4.2−6.3　黄	0.20 g ＋ エチルアルコール（95容量%）90 ml ＋ 水（→100 ml）
ラクモイド	赤　4.4−6.6　青	0.50 g ＋ エチルアルコール（95容量%）90 ml ＋ 水（→100 ml）
p-ニトロフェノール	無色 5.0−7.6　黄	0.20 g ＋ 水（→100 ml）
ブロムクレゾールパープル	黄　5.2−6.8 青紫	0.05 g ＋ エチルアルコール（95容量%）20 ml ＋ 水（→100 ml）
クロルフェノールレッド	黄　5.0−6.6　赤	0.10 g ＋ エチルアルコール（95容量%）20 ml ＋ 水（→100 ml）
ブロムチモールブルー	黄　6.0−7.6　青	0.10 g ＋ エチルアルコール（95容量%）20 ml ＋ 水（→100 ml）
フェノールレッド	黄　6.8−8.4　赤	0.10 g ＋ エチルアルコール（95容量%）20 ml ＋ 水（→100 ml）
ニュートラルレッド	赤　6.8−8.0　黄	0.10 g ＋ エチルアルコール（95容量%）70 ml ＋ 水（→100 ml）
ロゾール酸	橙色 6.8−8.0 紫赤	1.0 g ＋ エチルアルコール（95容量%）50 ml ＋ 水 →(100 ml)
クレゾールレッド	黄　7.2−8.8　赤	0.10 g ＋ エチルアルコール（95容量%）20 ml ＋ 水（→100 ml）
クルクミン	黄　7.4−8.6 赤褐	0.10 g ＋ エチルアルコール（95容量%）（→100 ml）
チモールブルー（アルカリ性側）	黄　8.0−9.6　青	0.10 g ＋ エチルアルコール（95容量%）20 ml ＋ 水（→100 ml）

(付表3つづき)

指　示　薬	変　色　域	溶液の調製方法
フェノールフタレイン	無色 8.3－10.0 紅	1.0 g ＋ エチルアルコール（95容量％）90 ml ＋ 水（→100 ml）
		0.10 g ＋ エチルアルコール（95容量％）90 ml ＋ 水（→100 ml）
o-クレゾールフタレイン	無色 8.2－ 9.8 紅	0.10 g ＋ エチルアルコール（95容量％）90 ml ＋ 水（→100 ml）
チモールフタレイン	無色 9.3－10.5 青	0.10 g ＋ エチルアルコール（95容量％）90 ml ＋ 水（→100 ml）
アリザリンエローGG	黄 10.0－12.0 褐黄	0.10 g ＋ 水（→100 ml）
トロペオリンO	黄 11.0－13.0 橙褐	0.10 g ＋ 水（→100 ml）
ニトラミン	黄 11.0－13.0 橙褐	0.10 g ＋ エチルアルコール（95容量％）90 ml ＋ 水（→100 ml）
ポアリエブルーC4B	青 11.0－13.0 赤	0.20 g ＋ 水（→100 ml）
1,3,5-トリニトロベンゼン	無色 11.5－14.0 橙	0.10 g ＋ エチルアルコール（95容量％）70 ml ＋ 水（→100 ml）

中村カホル他：「基礎食品学実験書」p.39 三共出版（1993）

付表4　指示薬試験紙の変色域

品　名	略号	変色域	品　名	略号	変色域
クレゾールレッド	CR	0.0－ 2.4 6.0－ 9.3	メチルレッド	MR	5.0－ 7.4
チモールブルー	TB	1.0－ 3.4 7.6－10.0	ブロムクレゾールパープル	BCP	5.2－ 7.6
ブロムフェノールブルー	BPB	2.4－ 4.8	ブロムチモールブルー	BTB	5.8－ 8.2
フェノールブルー	PB	2.8－ 5.8	フェノールレッド	PR	0.0－ 2.0 6.2－ 8.6
フェノールパープル	PP	3.4－ 6.4	アリザリンエロー	AZY	9.6－12.4
ヨードフェノールブルー	IPB	3.2－ 5.6	アゾブルー	AZB	10.0－12.4
ブロムクレゾールグリーン	BCG	3.6－ 6.0	ポイラーブルーC4B	POB	10.6－13.4
クロールフェノールレッド	CPR	4.6－ 7.0	アルカリブルー	ALB	10.6－14.0
			ユニバーサル	UNIV	1.0－12.0

中村カホル他：「基礎食品学実験書」p.40 三共出版（1993）

付表5 混合指示薬の調製法および変色域

指 示 薬	変色域	溶液の調製方法	備 考
ブロムクレゾールグリーン-クロルフェノールレッド	6.1 微紫	ブロムクレゾールグリーン 0.1 g＋クロルフェノールレッド 0.1 g＋エチルアルコール（90 容量%）200 ml	（アルカリ性）青紫-微紫青-青-青緑-黄緑（酸性）
ニュートラルレッド-ブロムチモールブルー	7.1 淡紅	ニュートラルレッド 0.1 g＋ブロムチモールブルー 0.1 g＋エチルアルコール（90 容量%）200 ml	（アルカリ性）青-灰緑-淡紅-赤紅（酸性）
ブロムチモールブルー-フェノールレッド	7.4 淡紫	ブロムチモールブルー 0.1 g＋フェノールレッド 0.1 g＋エチルアルコール（90 容量%）50 ml＋水（→ 200 ml）	（アルカリ性）紫-淡紫-暗緑-黄（酸性）
クレゾールレッド-チモールブルー	8.3 橙赤	クレゾールレッド 0.1 g＋チモールブルー 0.3 g＋エチルアルコール（95 容量%）100 ml＋水（→ 400 ml）	（アルカリ性）紫-橙-赤-黄（酸性）
チモールブルー-フェノールフタレイン	9.0 緑	チモールブルー 0.1 g＋フェノールフタレイン 0.3 g＋エチルアルコール（50 容量%）400 ml	（アルカリ性）紫-緑-黄（酸性）
フェノールフタレイン-チモールフタレイン	9.9 赤	フェノールフタレイン 0.1 g＋チモールフタレイン 0.1 g＋エチルアルコール（90 容量%）200 ml	（アルカリ性）紫-赤-無色（酸性）
メチルオレンジ-キシレンシアノールFF	3.8 鉛灰	メチルオレンジ 1 g＋キシレンシアノールFF 1.4 g＋エチルアルコール（50 容量%）500 ml	（アルカリ性）緑-灰緑-鉛灰-赤褐（酸性）
メチルオレンジ-インジゴカルミン	4.1 鉛灰	メチルオレンジ 0.1 g＋インジゴカルミン 0.25 g＋水（→ 100 ml）	（アルカリ性）緑-鉛灰-紫（酸性）褐色瓶に入れ15日以内に使用する
ブロムクレゾールグリーン-メチルエロー	4.2 黄	ブロムクレゾールグリーン 0.8 g＋ジメチルエロー 0.2 g＋エチルアルコール（90 容量%）500 ml	（アルカリ性）青-緑-黄-赤（酸性）
メチルオレンジ-キシレンシアノールFF-フェノールフタレイン	4.2 鉛灰 8.8 鉛灰	メチルオレンジ-キシレンシアノールFF溶液 10 ml＋フェノールフタレイン溶液（1 %）	（アルカリ性）紅-紫-鉛灰（pH8.8）-緑-灰緑-鉛灰（pH4.2）-赤紫-橙赤（酸性）
ブロムクレゾールグリーン-メチルレッド	5.0 赤紫	ブロムクレゾールグリーン 0.3 g＋メチルレッド 0.2 g＋エチルアルコール（90 容量%）400 ml	（アルカリ性）緑-赤紫-紅（酸性）
メチルレッド-メチレンブルー	5.4 灰青	メチルレッド 0.1 g＋メチレンブルー 0.1 g＋エチルアルコール（95 容量%）（→ 200 ml）	（アルカリ性）緑-灰青-赤紫（酸性）

麻生昇平他：「無機化学実験書〈改訂版〉」p.68 東京農業大学出版会（1990）

付表6 万能指示薬の調製法および変色域[1]

I　Kolthoff の指示薬

調製法：つぎの指示薬の各 0.1 % アルコール溶液を混合する．

　　　ジメチルエロー 15 ml, メチルレッド 1 ml, ブロムチモールブルー 20 ml, フェノールフタレイン 20 ml, チモールフタレイン 20 ml

変色域：

pH	2	3	4	5	6	7	8	9	10
呈色	桃	赤橙	橙	黄橙	黄	黄緑	緑	青緑	菫

II　Moir および Carr の指示薬

調製法：つぎの指示薬の 0.1 % アルコール溶液を等量に混合する．

　　　メチルレッド，ブロムチモールブルー，α-ナフトールフタレイン，フェノールフタレイン，チモールフタレイン

変色域：

pH	4	5	6	7	8	9	10	11
呈色	赤	橙赤	黄	緑黄	緑	青緑	青菫	青菫 (10 と 11 は識別困難)

III　Bogen の指示薬

調製法：つぎの指示薬を 500 ml のアルコールに溶解し，0.1 N-NaOH 溶液を液が黄色となるまで加える．

　　　フェノールフタレイン 0.1 g, メチルレッド 0.2 g, ジメチルアミノアゾベンゼン 0.3 g, ブロムチモールブルー 0.4 g, チモールブルー 0.5 g

変色域：

pH	2	3	4	5	6	7	8	9	10
呈色	赤	赤橙	橙	黄橙	黄	黄緑	緑	青緑	菫

付表7 酸性根指示薬を中和するに要する NaOH 量[2]

指示薬	分子量	指示薬 100 mg に加える 0.1 N-NaOH 溶液の ml
クレゾールレッド	382	2.65
m-クレゾールパープル	382	2.65
チモールブルー	466	2.15
テトラブロムフェノールブルー	986	1.01
ブロムフェノールブルー	669	1.5
ブロムクレゾールグリーン	698	1.45
メチルレッド	269	3.7
クロルフェノールレッド	423	2.35
ブロムクレゾールパープル	540	1.85
ブロムチモルブルー	624	1.6
フェノールレッド	354	2.85
ブロムフェノールレッド	512	1.95

1), 2)　麻生昇平他：「無機化学実験書〈改訂版〉」p.69 東京農業大学出版会 (1990)

付表8 自由度 m の t 分布のパーセント点

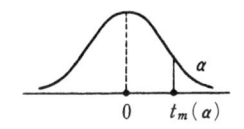

m \ α	0.25	0.1	0.05	0.025	0.01	0.005
1	1.000	3.078	6.314	12.706	31.821	63.657
2	0.816	1.886	2.920	4.303	6.965	9.925
3	0.765	1.638	2.353	3.182	4.541	5.841
4	0.741	1.533	2.132	2.776	3.747	4.604
5	0.727	1.476	2.015	2.571	3.365	4.032
6	0.718	1.440	1.943	2.447	3.143	3.707
7	0.711	1.415	1.895	2.365	2.998	3.499
8	0.706	1.397	1.860	2.306	2.896	3.355
9	0.703	1.383	1.833	2.262	2.821	3.250
10	0.700	1.372	1.812	2.228	2.764	3.169
11	0.697	1.363	1.796	2.201	2.718	3.106
12	0.695	1.356	1.782	2.179	2.681	3.055
13	0.694	1.350	1.771	2.160	2.650	3.012
14	0.692	1.345	1.761	2.145	2.624	2.977
15	0.691	1.341	1.753	2.131	2.602	2.947
16	0.690	1.337	1.746	2.120	2.583	2.921
17	0.689	1.333	1.740	2.110	2.567	2.898
18	0.688	1.330	1.734	2.101	2.552	2.878
19	0.688	1.328	1.729	2.093	2.539	2.861
20	0.687	1.325	1.725	2.086	2.528	2.845
21	0.686	1.323	1.721	2.080	2.518	2.831
22	0.686	1.321	1.717	2.074	2.508	2.819
23	0.685	1.319	1.714	2.069	2.500	2.807
24	0.685	1.318	1.711	2.064	2.492	2.797
25	0.684	1.316	1.708	2.060	2.485	2.787
26	0.684	1.315	1.706	2.056	2.479	2.779
27	0.684	1.314	1.703	2.052	2.473	2.771
28	0.683	1.313	1.701	2.048	2.467	2.763
29	0.683	1.311	1.699	2.045	2.462	2.756
30	0.683	1.310	1.697	2.042	2.457	2.750
40	0.681	1.303	1.684	2.021	2.423	2.704
60	0.679	1.296	1.671	2.000	2.390	2.660
120	0.677	1.289	1.658	1.980	2.358	2.617
∞	0.674	1.282	1.645	1.960	2.326	2.576

石村貞夫:「すぐわかる統計解析」p.185 東京図書 (1997)

付表 9 グラブス・スミルノフ棄却検定

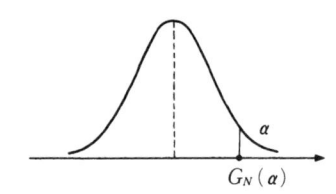

$G_N(\alpha)$

N \ α	0.100	0.050	0.025	0.010
6	1.729	1.822	1.887	1.944
7	1.828	1.938	2.020	2.097
8	1.909	2.032	2.127	2.221
9	1.977	2.110	2.215	2.323
10	2.036	2.176	2.290	2.410
11	2.088	2.234	2.355	2.484
12	2.134	2.285	2.412	2.549
13	2.176	2.331	2.462	2.607
14	2.213	2.372	2.507	2.658
15	2.248	2.409	2.548	2.705
16	2.279	2.443	2.586	2.747
17	2.309	2.475	2.620	2.785
18	2.336	2.504	2.652	2.821
19	2.361	2.531	2.681	2.853
20	2.385	2.557	2.708	2.884
21	2.407	2.580	2.734	2.912
22	2.428	2.603	2.758	2.939
23	2.448	2.624	2.780	2.963
24	2.467	2.644	2.802	2.987
25	2.485	2.663	2.822	3.009
26	2.502	2.681	2.841	3.029
27	2.518	2.698	2.859	3.049
28	2.534	2.714	2.876	3.068
29	2.549	2.730	2.893	3.086
30	2.563	2.745	2.908	3.103
31	2.577	2.759	2.923	3.119
32	2.590	2.773	2.938	3.135
33	2.603	2.786	2.952	3.150
34	2.615	2.799	2.965	3.164
35	2.627	2.811	2.978	3.178
36	2.638	2.823	2.990	3.191
37	2.649	2.834	3.002	3.204
38	2.660	2.845	3.014	3.216
39	2.670	2.856	3.025	3.228
40	2.680	2.867	3.036	3.239
41	2.690	2.877	3.046	3.251
42	2.700	2.886	3.056	3.261
43	2.709	2.896	3.066	3.272
44	2.718	2.905	3.076	3.282
45	2.727	2.914	3.085	3.292
46	2.735	2.923	3.094	3.301
47	2.744	2.931	3.103	3.310
48	2.752	2.940	3.111	3.319
49	2.760	2.948	3.120	3.328
50	2.767	2.956	3.128	3.337
55	2.80	2.99	3.17	3.38
60	2.84	3.03	3.20	3.41
65	2.87	3.05	3.23	3.44
70	2.89	3.08	3.26	3.47
75	2.92	3.11	3.28	3.50
80	2.94	3.13	3.31	3.52
85	2.96	3.15	3.33	3.54
90	2.98	3.17	3.35	3.56
95	3.00	3.19	3.37	3.58
100	3.02	3.21	3.38	3.60

石村貞夫:「すぐわかる統計解析」p.198 東京図書 (1997)

付表10 メートル法による単位系

長　さ

基礎単位はメートル（m）

km	1キロメートル	=	1,000	m
hm	1ヘクトメートル	=	100	m
dkm	1デカメートル	=	10	m
m	1メートル	=	1	m
dm	1デシメートル	=	.1	m
cm	1センチメートル	=	.01	m
mm	1ミリメートル	=	.001	m
μm	1マイクロメートル	=	.000001	m
nm	1ナノメータ	=	.000000001	m
（mμ）	（ミリミクロン）			
Å	1オングストローム	=	.0000000001	m

容　積

基礎単位はリットル（L）

kl	1キロリットル	=	1,000	L
hl	1ヘクトリットル	=	100	L
dkl	1デカリットル	=	10	L
L	1リットル	=	1	L
dl	1デシリットル	=	.1	L
cl	1センチリットル	=	.01	L
ml	1ミリリットル	=	.001	L
(cc)	1立方センチメートル	=	.00099997	L
μl（λ）	1マイクロリットル	=	.000001	L

体　積

基礎単位はグラム（g）

kg ⎫ kilo ⎭	1キログラム	=	1,000	g
g	1グラム	=	1	g
dg	1デシグラム	=	.1	g
cg	1センチグラム	=	.01	g
mg	1ミリグラム	=	.001	g
μg（γ）	1マイクログラム	=	.000001	g

付表 11　ギリシャ文字

A	α	Alpha アルファ	N	ν	Nu ニュー
B	β	Beta ベータ	Ξ	ξ	Xi クシー
Γ	γ	Gamma ガンマ	O	o	Omicron オミクロン
Δ	δ	Delta デルタ	Π	π	Pi パイ
E	ε	Epsilon イプシロン	P	ρ	Rho ロー
Z	ζ	Zeta ゼータ	Σ	σ	Sigma シグマ
H	η	Eta イータ	T	τ	Tau タウ
Θ	θ	Theta シータ	Υ	υ	Upsilon イュプシロン
I	ι	Iota イオタ	Φ	ϕ	Phi ファイ
K	κ	Cappa カッパ	X	χ	Chi カイ
Λ	λ	Lamda ラムダ	Ψ	ϕ	Psi プシー
M	μ	Mu ミュー	Ω	ω	Omega オメガ

元素の周期表（長周期型）

周期 \ 族	IA	IIA	IIIB	IVB	VB	VIB	VIIB	VIII			IB	IIB	IIIA	IVA	VA	VIA	VIIA	0
1	1 H 1.00794 水素																	2 He 4.00260 ヘリウム
2	3 Li 6.941 リチウム	4 Be 9.01218 ベリリウム											5 B 10.811 ホウ素	6 C 12.011 炭素	7 N 14.067 窒素	8 O 15.9994 酸素	9 F 18.99843 フッ素	10 Ne 20.179 ネオン
3	11 Na 22.98977 ナトリウム	12 Mg 24.305 マグネシウム											13 Al 26.98154 アルミニウム	14 Si 28.0855 ケイ素	15 P 30.97376 リン	16 S 32.066 硫黄	17 Cl 35.453 塩素	18 Ar 39.948 アルゴン
4	19 K 39.0983 カリウム	20 Ca 40.078 カルシウム	21 Sc 44.95591 スカンジウム	22 Ti 47.88 チタン	23 V 50.9415 バナジウム	24 Cr 51.9961 クロム	25 Mn 54.9380 マンガン	26 Fe 55.847 鉄	27 Co 58.9332 コバルト	28 Ni 58.69 ニッケル	29 Cu 63.546 銅	30 Zn 65.39 亜鉛	31 Ga 69.723 ガリウム	32 Ge 72.59 ゲルマニウム	33 As 74.9216 ヒ素	34 Se 78.96 セレン	35 Br 79.904 臭素	36 Kr 83.80 クリプトン
5	37 Rb 85.4678 ルビジウム	38 Sr 87.62 ストロンチウム	39 Y 88.9059 イットリウム	40 Zr 91.224 ジルコニウム	41 Nb 92.9064 ニオブ	42 Mo 95.94 モリブデン	43 Tc (98) テクネチウム	44 Ru 101.07 ルテニウム	45 Rh 102.9055 ロジウム	46 Pd 106.42 パラジウム	47 Ag 107.8682 銀	48 Cd 112.41 カドミウム	49 In 114.82 インジウム	50 Sn 118.710 スズ	51 Sb 121.75 アンチモン	52 Te 127.60 テルル	53 I 126.9045 ヨウ素	54 Xe 131.29 キセノン
6	55 Cs 132.9054 セシウム	56 Ba 137.33 バリウム	57-71 ランタノイド	72 Hf 178.49 ハフニウム	73 Ta 180.9479 タンタル	74 W 183.85 タングステン	75 Re 186.207 レニウム	76 Os 190.2 オスミウム	77 Ir 192.22 イリジウム	78 Pt 195.08 白金	79 Au 196.9665 金	80 Hg 200.59 水銀	81 Tl 204.383 タリウム	82 Pb 207.2 鉛	83 Bi 208.9804 ビスマス	84 Po (209) ポロニウム	85 At (210) アスタチン	86 Rn (222) ラドン
7	87 Fr (223) フランシウム	88 Ra (226) ラジウム	89-103 アクチノイド															

ランタノイド	57 La 138.9055 ランタン	58 Ce 140.12 セリウム	59 Pr 140.9077 プラセオジム	60 Nd 144.24 ネオジム	61 Pm (145) プロメチウム	62 Sm 150.36 サマリウム	63 Eu 151.96 ユウロピウム	64 Gd 157.25 ガドリニウム	65 Tb 158.9254 テルビウム	66 Dy 162.50 ジスプロシウム	67 Ho 164.9304 ホルミウム	68 Er 167.26 エルビウム	69 Tm 168.9342 ツリウム	70 Yb 173.04 イッテルビウム	71 Lu 174.967 ルテチウム
アクチノイド	89 Ac (227) アクチニウム	90 Th 232.0381 トリウム	91 Pa (231) プロトアクチニウム	92 U 238.029 ウラン	93 Np (237) ネプツニウム	94 Pu (244) プルトニウム	95 Am (243) アメリシウム	96 Cm (247) キュリウム	97 Bk (247) バークリウム	98 Cf (251) カリホルニウム	99 Es (252) アインスタイニウム	100 Fm (257) フェルミウム	101 Md (258) メンデレビウム	102 No (259) ノーベリウム	103 Lr (260) ローレンシウム

1983年国際原子量（IUPAC, $^{12}C = 12$）
（　）内の数値は、最長半減期をもつ同位体の質量数を示す。
太枠内は、非金属元素

参考資料

1) 「大学演習　一般化学」　白井俊明 他　（裳華房）　1978年
2) 「大学入試　化学総演習」　仲下雄久　（桐原書店）　1991年
3) 「最新食品学総論・各論」　鈴木隆雄 他　（学建書院）　1997年
4) 「食品分析ハンドブック〈改訂版〉」　小原哲二郎 他　（建帛社）　1991年
5) 「新食品学実験法」　和田敬三　（朝倉書店）　1990年
6) 「絵でみる食品化学総合実験書」　西山隆造 他　（農業図書）　1990年
7) 「食品化学実験」　渡辺忠雄　（講談社サイエンティフィク）　1990年
8) 「基礎食品学実験書」　中村カホル 他　（三共出版）　1993年
9) 「四訂　日本食品標準成分表」（科学技術庁資源調査会）
10) 「食品化学基礎実験」　加藤保子 他　（東京教学社）　1993年
11) 「すぐわかる統計用語」　石村貞夫　（東京図書）　1997年
12) 「すぐわかる統計解析」　石村貞夫　（東京図書）　1997年
13) 「わかりやすい統計学」　松原望　（丸善）　1997年
14) 「栄養のための基礎化学実験教程」　西郷光彦　（三共出版）　1990年
15) 「ビタミン学実験法［Ⅱ］」　日本ビタミン学会　（東京化学同人）　1983年
16) 「現代の食品化学〈第2版〉」　並木満夫 他　（三共出版）　1992年
17) 「フードサイエンス－新しい食品学総論」　宮川金二郎 他　（化学同人）　1997年
18) 「新食品分析ハンドブック」　菅原龍幸・前川昭男　（建帛社）　2000年

索　引

【ア】

Asp（アスプ）法	101
Rf（Rate of flow）	55
α-ナフトール	53
ーアスコルビン酸	109
アボガドロ N_A	13
アミノカルボニル反応	72
アリン氏管	95
アルカリ	19
——性銅試薬	116
アルギニンの反応	53
アルミ製秤量缶	79
アルミナ	74
アンスロン	55
——反応	59
アントシアニジンの pH による構造	71
アントシアン	70
アントシアン系色素	71

【イ】

イオン結合	13
陰イオン	12
インドフェノール	109
——法	115

【エ】

エーテル法	89
塩基	19

【カ】

回帰係数	38
回帰直線	38
化学結合	13
化学元素	11
化学的変数	92
化学当量	14
核外電子	11
過酸化物価	92
加水解離	23
加水分解	98
褐変	72
価電子	12
果糖	58
加熱乾燥法	81
ガラス	40
——細工に必要な器具	41
——の一般的な性質	40
——の種類	42
——の種類と見分け方	41
——の切断法	42
——の取り扱い方	40
カラムクロマトグラフィー	54, 74
カールフィッシャー法	81
カールプライス反応	67
カロテノイド	67, 70
——の構造	71
カロテン類	70
還元型ビタミンC	114
還元糖	99
緩衝溶液	25

【キ】

棄却検定	35
器具類	44
キサントフィル類	70
キシロース	58
基礎統計量	34
規定度	17
基本脂質	54
共有結合	13
ギリシャ文字	128
近赤外分光分析法	81

【ク】

グアニジン基	53
屈折率法	116
グラスフィルター	96
グラブス・スミルノフ棄却検定	126
クロロフィル	70
——の構造	71
クロロホルム・メタノール混液	90
——改良抽出法	89

【ケ】

ケルダール法	83, 116
ケルダールの窒素定量法	83
減圧加熱乾燥法	81
ケン化価	92
原子	11
——価	14
——核	11
——量	13
元素の周期表	129

【コ】

恒量値	79, 107
誤差	31
小麦タンパク質	52
混合指示薬	123

【サ】

最小自乗法	38
最小値	34
最大値	34
坂口反応	53
酸	19
三塩化アンチモン	67
酸・塩基指示薬	126
酸化	92
酸化型ビタミンC	110
酸性根指示薬	124
酸分解法	89

【シ】

CM混液	90
紫外部吸収法	116
色素結合法	116
脂質	54, 89
——含有量の測定	89
——定量条件	89

指示薬試験紙	122	粗タンパク質	83, 95	【ニ】	
シスチンの反応	53	粗灰分	106	2,4-ジニトロフェニルヒドラジン法	109
システィンの反応	53	ソモギー試薬	98	2,6-ジクロロフェノールインドフェノール法	109, 113
磁性ルツボ	106	ソモギー・ネルソン法	98	乳糖	58
実験記録	10			ニンヒドリン	55
実験心得	9	【タ】		――反応	53
質量作用の法則	19	体 積	127		
質量数	11	単純脂質	54	【ネ】	
市販試薬の濃度	120	単純タンパク質	48	ネルソン試薬	98
試薬作成の手引	120	炭水化物の定量	95		
十億分率	19	タンパク質	48, 81	【ハ】	
周期律	12			配位結合	14
常圧加熱乾燥法	78, 81	【チ】		灰 分	95
蒸気発生フラスコ	86	チオクロム蛍光法	63	――の定量	106
脂溶性色素	74	中央値	34	麦芽糖	58
脂溶性ビタミン	63	中性子	11	薄層クロマトグラフィー	57, 74
蒸 留	86	直接灰化法	106	バーフォード反応	61
――法	74	チロシンの反応	53	パルナス・ワグナー蒸留装置	86
食品成分分析	77			万能指示薬	124
食品の色	70	【テ】			
食物繊維の定量	101	DNP	109	【ヒ】	
食用油脂の化学特性	92	TBA価	92	pH	21
除タンパク	98	TLC	55	ビウレット反応	51, 116
ショ糖	58	t 分布のパーセント点	125	ビウレット法	116
シリカゲル	54	定温乾燥器	79	ヒ酸二ナトリウム	98
――薄層板	74	デヒドロアスコルビン酸 (DAsA)	109	比濁法	116
				ビタミン	63
【ス】		電解質	19	――A	67
水素イオン	21	添加回収率試験	39	――B_1	63
水 分	78	電気的水分測定法	81	――B_2	64
――定量法	82	電気マッフル炉	106	――C	109
水溶性ビタミン	63	電子殻	12	ヒドラジン法	109, 111
		電子配置	12	百分率濃度	18
【セ】		電離定数	20	百万分率	19
正確さ	31	電離度	20	標準誤差	34
精 秤	79, 90			標準偏差	34
石 綿	96	【ト】		標本標準偏差	35
セルロース	95	同位体	11	標本分散	35
		糖 質	95		
【ソ】		糖 類	58	【フ】	
相関係数	38	トリアシルグリセロール	92	フェノール試薬	116
総食物繊維量	101	トリプトファンの反応	53	フェリシアン化カリウム	63
総ビタミンC	110			フェーリング反応	60
測定値	31	【ナ】		フォリン試薬	116
粗脂肪	95	長 さ	127		
粗繊維	95				

複合脂質	54	【ミ】		ヨウ素デンプン反応	62
複合タンパク質	48	ミクロケルダール窒素分解器	85	ヨウ素ヨウ化カリウム溶液	62
ブドウ糖	58			溶媒	17
フラボノイド	70	【メ】		容量モル濃度	17
——系色素	71	メタリン酸溶液	109		
分解促進剤	84			【リ】	
分　散	34	【モ】		硫酸分解	85
分子量	13	モーリッシュ反応	59		
分析試料の調製	77	モリブデン酸アンモニウム	55	【ル】	
		モル	13	ルミフラビン蛍光法	64
【ヘ】					
β-カロテン	67	【ユ】		【ロ】	
平均値	34	有意差検定	36	ローダミン6G	55
平衡定数	19	有効数字	32	ローリー法	116
ベネディクト反応	61	誘導タンパク質	48		
ヘムの構造	71				
変動係数	37	【ヨ】			
ヘンネベルグ・ストーマン改良法	95	陽イオン	12		
		陽子	11		
		溶質	17		
【ホ】		容積	127		
報告書	10	ヨウ素価	93		

実 験 報 告 書

提出日：

_____ 学科　　___ クラス　　学籍番号 _____　　氏名 _____

共同実験者名

教科目名：

実験項目名：

目　的：

方　法：

結　果：

考　察：

著者一覧（五十音順）

飯島　健志（いいじま　たけし）	茨城キリスト教大学教授
片岡　榮子（かたおか　えいこ）	東京農業大学名誉教授
桑守　正範（くわもり　まさのり）	美作大学教授
古旗　賢二（こばた　けんじ）	城西大学教授
古庄　律（ふるしょう　ただす）	東京農業大学教授
安原　義（やすはら　ただし）	東京農業大学客員教授
渡辺　達夫（わたなべ　たつお）	静岡県立大学教授

栄養学・食品学を学ぶヒトのための　食品化学実験〔第二版〕

2003年3月10日	第2版第1刷
2005年4月28日	第2版第2刷
2008年3月10日	第2版第3刷
2011年3月10日	第2版第4刷
2013年3月21日	第2版第5刷
2017年10月1日	第2版第6刷
2023年10月1日	第2版第7刷

発行者　　上條　宰
印刷・製本　モリモト印刷

発行所　株式会社　地人書館
〒162-0835　東京都新宿区中町15番地
電話　03－3235－4422
FAX　03－3235－8984
郵便振替　00160－6－1532
URL http://www.chijinshokan.co.jp
E-mail chijinshokan@nifty.com

©2003　　　　　　　　　　Printed in Japan
ISBN978-4-8052-0724-6

JCOPY〈出版者著作権管理機構　委託出版物〉

本書の無断複製は、著作権法上での例外を除き禁じられています。複製される場合は、そのつど事前に、出版者著作権管理機構（電話 03-5244-5088、FAX 03-5244-5089、e-mail: info@jcopy.or.jp）の許諾を得てください。

地人書館の家政学図書

新フローチャートによる調理実習

家政学科向けの定番調理実習書を全面改訂．日本，西洋，中国の各様式の調理の基礎となる料理を集め，その調理の過程をフローチャートで解説．各料理を見開きでまとめ，右頁にはその料理の使用する材料と分量，フローチャートを置き，左頁には技術の解説と注意事項，関連情報，図表などを掲載した．

下坂智恵・長野宏子 編著／B5 判・256 頁・¥2,800

フローチャートによる身近な調理の科学実験

調理科学に関する基礎実験をはじめ，官能検査，基本調理操作，糖質性食品，タンパク質性食品，油脂性食品，野菜・果物，液状食品などの実験を，フローチャートを用いて全体の流れを示し，より理解しやすいものとした．

加藤みゆき・津田淑江・長野宏子 編著／B5 判・184 頁・¥2,800

フローチャートによる食品学総論実験

実験書は誰が，どんな所で実験しても同じデータが出なければならない．本書は，食品学が総論と各論に編成されたことに伴い，総論実験をフローチャートで示すことによって，学生が食品分析の手順を確実に理解できるようにした．大学学部，短期大学，専門学校の実験講義用テキスト．

長谷川忠男 監修／B5 判・172 頁・¥2,200

食品加工学実習

食品加工の技術は，社会の技術的発展に従って進化・発展していく．現在の加工食品は，味，嗜好性，外観を主に加工される傾向があるが，食物の原点である栄養学的な側面を重視して加工食品を製造することに主眼をおいて編集した．

片岡榮子・鈴木敏郎・徳江千代子 著／B5 判・184 頁・¥2,300

食品開発ガイドブック

長年にわたり「食品研究」と「食品開発」に携わってきた著者が，「食品開発」の研究から製造販売までの過程の概要を示し，講義録としてまとめた．食品の商品開発について基本から工業化，商品化についての流れを記載し，商品開発の発想，商品化構想，販売戦略（マーケティング）まで含めて解説した．

片岡榮子・片岡二郎 著／B5 判・112 頁・¥2,000

生理・生化学実験

大学・短大の栄養士養成コースにおける生化学実験または解剖生理学実験の教科書．動物の解剖や組織観察のほかに栄養学の理解を深めるため，人体的な面を中心に実験項目を取り上げ，技術に普遍性の高いものを採用．

阿左美章治ほか 著／B5 判・168 頁・¥2,000

（お買い求めの際には上記の価格に消費税がかかります）

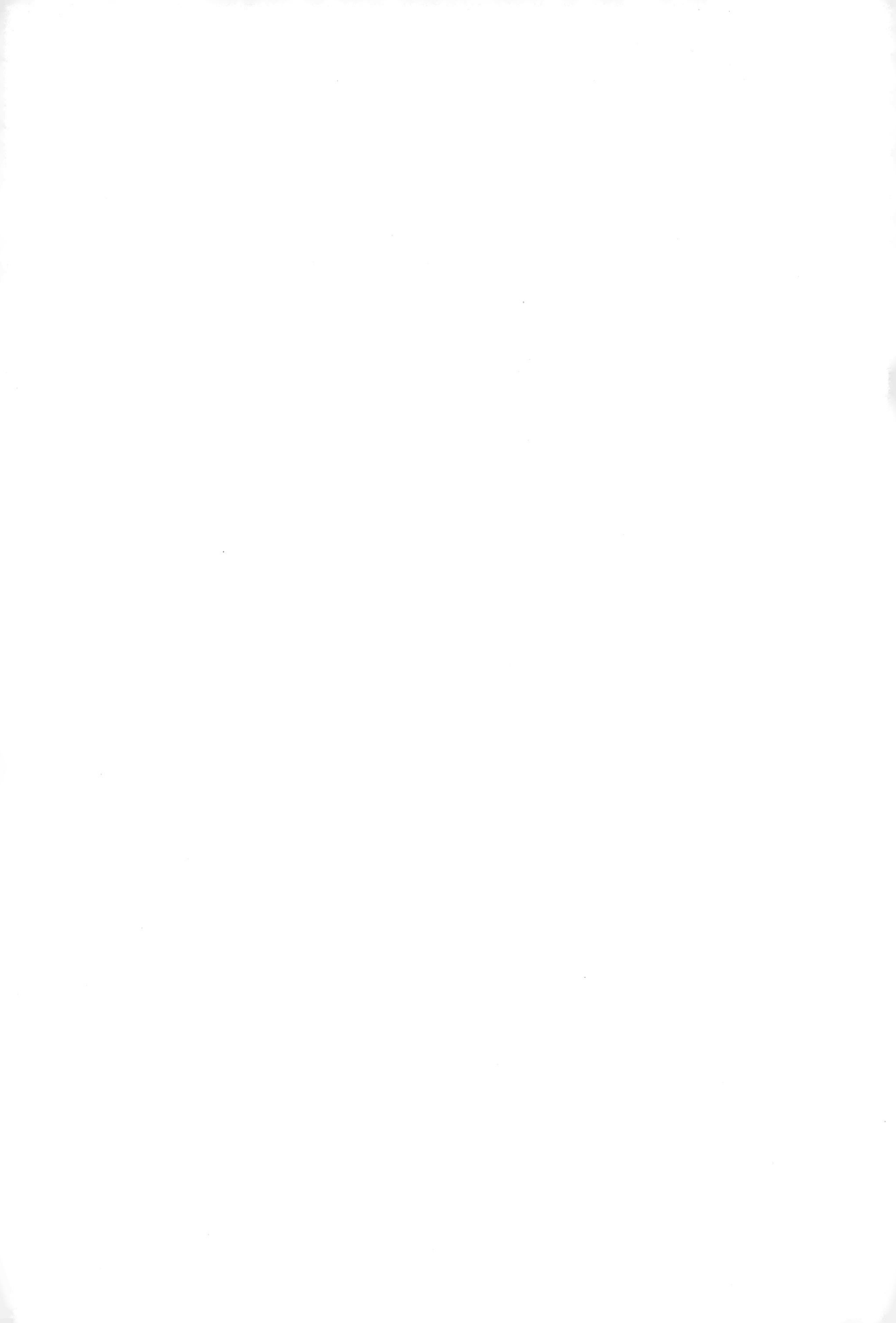